陕西出版资金资助项目

公民现场自救互救系列丛书

急救·预防

扫描书内二维码
看视频 学急救

U0303799

# 急性中毒
## [急救手册]

主编 蔚百彦 严首春 尚向涛

编委 许亚迪 赵海娜 李 杨

　　 刘 倩 马晓静 杨丽萍

　　 肖 玉 常玉珠 肖 莹

　　 刘 营

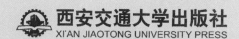

西安交通大学出版社
XI'AN JIAOTONG UNIVERSITY PRESS

**图书在版编目(CIP)数据**

急性中毒急救手册/蔚百彦,严首春,尚向涛主编.—西安:
西安交通大学出版社,2016.6
ISBN 978-7-5605-8621-2

Ⅰ.①急… Ⅱ.①蔚… ②严… ③尚… Ⅲ.①急性病-中毒-
急救-手册 Ⅳ.①R595.059.7-62

中国版本图书馆 CIP 数据核字(2016)第 133120 号

| | | |
|---|---|---|
| 书　　名 | 急性中毒急救手册 | |
| 主　　编 | 蔚百彦　严首春　尚向涛 | |
| 责任编辑 | 郭泉泉　赵文娟 | |
| 出版发行 | 西安交通大学出版社 | |
| | (西安市兴庆南路 10 号 邮政编码 710049) | |
| 网　　址 | http://www.xjtupress.com | |
| 电　　话 | (029)82668357　82667874(发行中心) | |
| | (029)82668315(总编办) | |
| 传　　真 | (029)82668280 | |
| 印　　刷 | 西安明瑞印务有限公司 | |
| 开　　本 | 727mm×960mm　1/16　印张 9.25　字数 164 千字 | |
| 版次印次 | 2016 年 11 月第 1 版　　2016 年 11 月第 1 次印刷 | |
| 书　　号 | ISBN 978-7-5605-8621-2/R・1262 | |
| 定　　价 | 27.50 元 | |

读者购书、书店添货、如发现印装质量问题,请与本社发行中心联系、调换。
订购热线:(029)82665248 (029)82665249
投稿热线:(029)82665546
读者信箱:xjtumpress@163.com

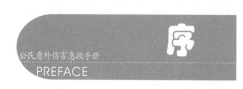
　　伴随着我们国家现代化的进程,急救医学得到迅速发展,特别是现场院前急救已家喻户晓、深入人心,如何把现场急救工作做得更好已成为急救医学体系中的重要课题。时间就是生命,给意外伤害患者赢得有限的时间在急救实践中显得极其重要。公众意外伤害急救的意义就在于使急危重症患者得到及时、有效的救治,使生命得以维持;同时减轻患者、亲属、同事们的负担和精神压力,使他们从心理上得到安慰,充分体现和谐社会的人文精神。近些年来,由于社会的进步和发展,人们对生活质量、健康水平的要求越来越高,良好的现场急救医疗服务已成为人们普遍的期望,院前急救事业进入一个新的快速发展时期。

　　"公民现场自救互救"系列丛书的编写目的是让读者能够了解到常见意外伤害、灾害、中毒、突发急症的应急处理方法,希望对挽救生命、减轻痛苦和促进健康有所帮助。相信广大读者通过学习后,再遇到紧急情况时就会处事不惊、应对有方。

陕西省医学会院前急救分会主任委员

第一医院院长

2016.6

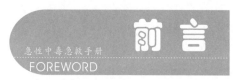

　　中毒是农村经常发生的急症,如农药中毒、误吞毒物、作业中吸入毒性粉尘、药物中毒等,需要及时进行处理,否则将造成严重后果甚至危及生命,本书目的是让读者了解农村常见的急性中毒的特征、紧急处理等方面的基本知识。不仅要让没有医学背景的读者读懂,而且要让读者按照书中的介绍独立完成救治操作。如果读者朋友能在平时阅读本书的相关内容,熟悉和牢记一些必备的知识和方法,按照本书提供的信息做好相关的准备,相信在遇到紧急情况时就会妥善处理。

蔚百彦

2016.6

# 目 录

# 急性中毒的基本知识

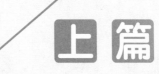

上篇

## 急性中毒是什么

大量毒物短时间内经皮肤、黏膜、呼吸道、消化道等途径进入人体，使机体受损并发生功能障碍，称之为急性中毒。急性中毒是临床常见的急症，其病情急骤，变化迅速，必须尽快作出诊断与急救处理。

毒物是指在一定条件下，以各种形式和剂量作用于人体，产生对人体有害的生物学反应和病理变化，导致机体功能严重损害，甚至危及生命的物质，包括化学品药物、植物和气体等。

毒物进入人体后，在体内与体液、组织相互作用后可引起一系列中毒症状表现，组织代谢和器官功能障碍严重者可导致患者死亡或终身残疾。因摄入毒物而产生的一系列危及生命的病理生理改变和相应症状称为中毒。摄入毒物后数小时至数天内出现中毒表现者称为急性中毒。毒物的范围很广，凡能引起中毒的物质均被视为毒物。一些毒物对人体有剧烈毒性，如氰化物、有机磷等。另一些毒物则在一定条件下才具备毒性，如食物、药物、维生素、氧等这些毒物在平时不具备毒物特性，而在过量应用或与其他物质作用后才产生毒性。

急性中毒也是儿科的常见急症之一，儿童以食入中毒最多见，年龄多见于1~5岁。由于幼儿有一定的活动能力，但认知能力和生活经验不足，对某些毒物和药物的危害缺乏认识，因此中毒发生率在此年龄组较高。年龄小于5岁的中毒群体虽发病率较高，但大多属于无意中毒，其摄入的中毒物质剂量不大、其病死率低于青少年患者，而青少年患者有相当部分在存在精神抑郁或心理障碍情况下自伤性服毒，其服毒剂量通常较大，病死率相对较高。小儿发生中毒后被送至医院时，家长经常不能准确提供毒物种类及毒物摄入量的病史以致无针对的解毒措施，可在短时间内导致小儿死亡。因此，在遇到急性中毒时，家长应尽可能提供毒物；另外，即使对于可疑中毒者，亦应及早给予治疗处理，争取抢救时间,避免中毒进一步加重,降低病死率,减少后遗症。

## 急性中毒的救治原则

急性中毒发病急骤,病情变化迅速、发展快。群体中毒,伤害人群多。据有关部门统计,急性中毒位列我国全部疾病死因的第5位,因此急救医护人员及时明确诊断,有序的救治,对降低死亡率和致残率有重要意义。

家庭中发生急性中毒患者,应采取现场解救措施。这样做有利于减轻中毒的危害,也有利于后续的进一步抢救。

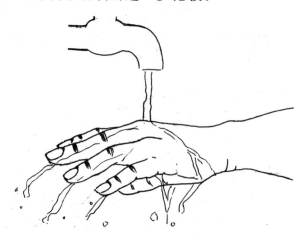

### 一、尽快排除毒物

#### 1. 吸入性中毒

如煤气、液化气、液化石油气、天然气,应立即将中毒者脱离中毒环境,移至空气流通处,解开患者领扣、腰带,注意保暖,头偏向一侧,保持呼吸道通畅。这样处理后,轻度中毒患者很快恢复。呼吸停止者立即进行现场心肺复苏。

单人心
肺复苏

### 2. 皮肤黏膜沾染毒物

立即用大量清水彻底冲洗，污染的衣服及时脱去，以免重复吸收中毒。清洗不能用热水，以免血液循环加快促使皮肤吸收加重中毒。冲洗时间 15～30 分钟。腐蚀性毒物要冲洗时间长一些，因其易深入皮肤造成持续中毒，可选用中和性液体冲洗，如接触强酸中毒可用肥皂液冲洗，强碱中毒可用食醋作冲洗液。眼睛被强酸或强碱沾染后，一定要用清水彻底冲洗，有条件时用生理盐水冲洗，否则眼睛角膜被腐蚀后极易引起失明。

### 3. 食入性中毒

采用催吐、洗胃、导泻方法排出毒物。昏迷、抽风以及误服汽油、煤油、腐蚀性毒物中毒者禁用催吐方法。洗胃一般在医院进行，服毒 6 小时内洗胃最有效。但是当服毒量大，或为饱餐后服毒，怀疑胃内残留毒物，即使服毒超过 6 小时以上，仍需积极洗胃。只有彻底洗胃才能保证救治成功。除个别严重胃出血、胃肠穿孔者禁忌洗胃外，强酸强碱经口服中毒者严禁洗胃，因洗胃液可稀释酸碱更有利于吸收中毒，而且由于酸碱的强烈腐蚀作用，洗胃很容易使胃肠的黏膜破裂，造成大出血或穿孔的严重后果。只能灌入鸡蛋清、牛奶、植物油等保护黏膜的物质，导泻是经催吐和洗胃后的辅助措施，不能替代洗胃。导泻是把肠道内的残存毒物尽快地排出人体。通常是口服或由胃管注入硫酸钠或硫酸镁等药物以导泻，严重脱水和腹泻的患者禁用。

中毒者还可大量饮水增加尿量排毒。

## 二、阻止毒物吸收

注射中毒或有毒动物咬伤，毒物是由四肢局部进入体内的，可以对肢体伤口上端结扎止血带，防止经血液扩散。止血带不能过松也不能过紧，每 40 分钟放松一次，每次 3 分钟。

止血、包扎、固定

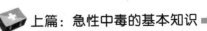

上篇：急性中毒的基本知识

### 三、特殊的解毒方法

中重度以上的急性中毒必须尽快送医院,在医院里采用特殊的解毒方法,方能挽救中毒患者。

#### 1. 运用针对性的特殊解毒剂

如铅中毒,用依地酸二钠钙解毒;亚硝酸盐中毒(工业盐)用亚甲蓝解毒;氰化物(苦杏仁等)中毒用亚硝酸盐加硫代硫酸钠解救;有机磷农药中毒用阿托品加解磷定救治;某些重金属中毒,如砷、汞、锑等,必须用二巯丙醇解毒。一般在医院内进行,因这些药本身也可引起中毒。远离医院的地区,迫不得已应用时,一定要谨慎行事。

#### 2. 人工透析及血液灌洗

把患者立即送医院,并将中毒患者的血流引出体外,经过吸附或透析等过程,将净化后的血液回输患者体内,反复进行,直到患者清醒或化验血中毒物已净为止。透析与血液灌洗对多种药物中毒均有效,应尽早进行。

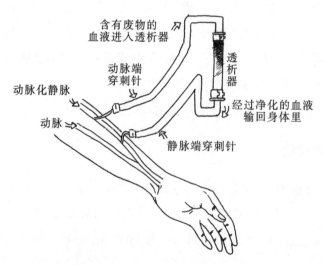

含有废物的血液进入透析器
透析器
动脉端穿刺针
动脉化静脉
经过净化的血液输回身体里
动脉
静脉端穿刺针

### 3. 高压氧舱疗法

对煤气中毒的患者,高压氧治疗能使患者苏醒早,无后遗症或后遗症减轻。高压氧治疗对其他急性中毒造成的中毒性脑病也有很好的疗效,可以选用。

## 四、对症治疗

很多急性中毒并无特殊解毒方法,对症治疗很重要。治疗目的在于帮助危重患者度过险关,保护重要器官,使其恢复功能。

### 1. 急性中毒患者应卧床休息、保暖

经催吐和洗胃后的患者,因对胃肠有一定的损伤,进食应以柔软、细腻的清淡饮食为主,少食多餐,逐渐适应再增加饮食量。

### 2. 注意观察

时刻观察患者的神志、呼吸、血压、心跳、脉搏情况。

### 3. 昏迷患者的护理

注意要清洁口腔,保持呼吸道通畅,定时翻身、拍背,防止肺炎和褥疮,以静脉输液或鼻饲维持营养和水分的供应,发生惊厥、抽搐、烦躁不安者,应防止坠床和碰伤。昏迷患者苏醒前往往有躁动,需用恰当制动。

### 4. 医院抢救

对发生休克、脑水肿、肺水肿、心律失常、呼吸衰竭应及时送到具有抢救条件的医院进行救治。

### 5. 可选用民间解毒剂,但效果不肯定

比如:甘草与绿豆1:2比例,水煎服;甘草15克,大黄9克煎服;绿豆与黄豆煎汁服。注意:绿豆开锅5～10分钟即可,颜色呈绿色者解毒效果好。

## 急性中毒的预防措施

### 一、加强防毒宣传

可因时、因地制宜地进行防毒宣传,如在初冬宣传预防煤气中毒。

### 二、加强毒物管理

对工业毒物制订防毒措施,注意废气、废水、废渣的治理,变废为宝,化害为利。杀虫农药和灭鼠药要加强保管,以免误食。田园喷洒农药,应严格遵守操作规程,容器加专用醒目的标记,喷洒时穿防护衣服。进入空气中含高浓度毒物的场所,应加强个人防护,佩戴双层口罩或使用防毒面具。

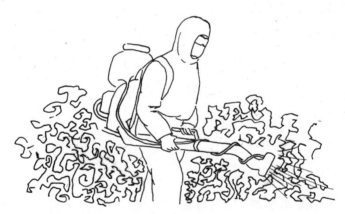

### 三、预防化学性食物中毒

应禁止食用毒蘑菇、河豚等有毒食品,变质食物最好不要食用。某些特殊的食物经特殊加工后方可食用。

## 四. 防止误服毒物或用药过量

　　杀虫剂、消毒药水、外用药水要与口服药水、饮料严格分开,不要用口服药瓶、饮料瓶装剧毒药水,而不加标记,以免误服。家庭用药要放至较高处或加锁,以免被小儿抓误食。精神不正常的患者服药,每次给1～2次的药量,视其服下后方可离去,防止其一次大量服药。

GEZHONGZHONGDUDEJIJIU <sup>XIA</sup><sub>PIAN</sub>

# 各种中毒的急救

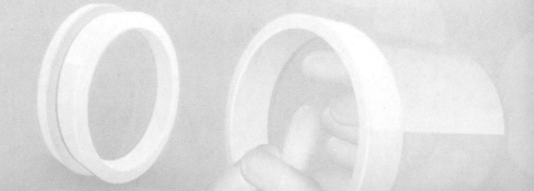

# 食物中毒是什么

食物中毒是由于进食被细菌及其毒素污染的食物,或摄食含有毒素的动植物如毒蕈、河豚等引起的急性中毒性疾病。变质食品、污染水源是主要传染源,不洁手、餐具和带菌苍蝇是主要传播途径。

## 一、病因

食物中毒的原因很多,主要可以分为以下几类。

### (一)细菌性食物中毒

细菌性食物中毒是指人们摄入含有细菌或细菌毒素的食品而引起的食物中毒。据我国近五年食物中毒统计资料表明,细菌性食物中毒占食物中毒总数的 50% 左右,而动物性食品是引起细菌性食物中毒的主要食品,其中肉类及熟肉制品居首位,其次有变质禽肉、病死畜肉以及鱼、奶、剩饭等。食物被细菌污染主要有以下几个原因。

(1)禽畜在宰杀前就是病禽、病畜。

(2)刀具、砧板及用具不洁,生熟交叉感染。

(3)卫生状况差,蚊蝇滋生。

(4)贮存方式不当或在较高温度下存放较长时间。

(5)食品从业人员带菌污染食物。

(6)食前未充分加热,未充分煮熟。

### (二)真菌毒素中毒

真菌在谷物或其他食品中生长繁殖产生有毒的代谢产物,人和动物食入这种毒性物质发生的中毒,称为真菌性食物中毒。中毒发生主要通过被真菌污染的食品。一般的烹调方法加热处理不能破坏食品中的真菌毒素。真菌生长繁殖及产生毒素需要一定的温度和湿度,因此中毒往往有比较明显的季节性和地区性。

### (三)动物性食物中毒

食入动物性有毒食品引起的食物中毒即为动物性食物中毒。动物性有毒食品主要有两种：①将天然含有有毒成分的动物或动物的某一部分当做食品，误食引起中毒反应；②在一定条件下产生了大量有毒成分的可食的动物性食品。近年来，我国发生的动物性食物中毒主要是河豚鱼中毒，其次是鱼胆中毒。

### (四)植物性食物中毒

植物性食物中毒主要有3种：①将天然含有有毒成分的植物或其加工制品当做食品，如桐油、大麻油等引起的食物中毒；②在食品的加工过程中，将未能破坏或除去有毒成分的植物当做食品食用，如木薯、苦杏仁等；③在一定条件下，不当食用大量有毒成分的植物性食品，食用鲜黄花菜、发芽马铃薯、未腌制好的咸菜或未烧熟的扁豆等造成中毒。最常见的植物性食物中毒为菜豆中毒、毒蘑菇中毒、木薯中毒；可引起死亡的有毒蘑菇、马铃薯、曼陀罗、银杏、苦杏仁、桐油等。植物性中毒多数没有特效疗法，对一些能引起死亡的严重中毒，尽早排除毒物对中毒者的损伤非常重要。

### (五)化学性食物中毒

主要包括：①误食被有毒害的化学物质污染的食品；②因添加非食品级的或伪造的或禁止使用的食品添加剂、营养强化剂的食品，以及超量使用食品添加剂而导致的食物中毒；③因贮藏等原因，造成营养素发生化学变化的食品，如油脂酸败造成中毒。食入化学性中毒食品引起的食物中毒即为化学性食物中毒。化学性食物中毒发病特点是：发病与进食时间、食用量有关。一般进食后不久发病，常有群体性，患者有相同的临床表现。剩余食品，中毒者呕吐物、血和尿等样品中可测出有关化学毒物。在处理化学性食物中毒时应突出一个"快"字！及时处理不但对挽救患者生命十分重要，同时对控制事态发展，特别是群体中毒和一时尚未明了的化学毒物中毒时更为重要。

## 二、判断标准

虽然食物中毒的原因不同，症状各异，但一般都具有如下流行病学和临床特征。

（1）潜伏期短，一般由几分钟到几小时。食入"有毒食物"者会在进食后短时间内几乎同时发病，呈暴发流行。

（2）患者临床表现相似，且多以急性胃肠道症状为主，大都有恶心、呕吐、腹痛、腹泻、头晕、无力等症状，体温正常或升高，上腹部或脐周轻压痛，肠鸣音亢进，可因进食有毒食物的多少以及中毒者的体质强弱，而出现轻重不同的症状。

（3）发病与食入某种食物有关。患者在近期同一时间内食用过同一种"有毒食物"，发病范围与食物分布呈一致性，不食者不发病，停止食用该种食物后很快不再有新病例。

（4）一般人与人之间不传染。病曲线呈骤升骤降的趋势，没有传染病流行时发病曲线的余波。

（5）有明显的季节性。夏秋季多发生细菌性和有毒动植物食物中毒；冬春季多发生肉毒中毒和亚硝酸盐中毒等。

## 三、急救与治疗

### （一）现场自救互救

**1. 观察生命体征**

（1）生命体征监测包括：意识状态、体温、脉搏、呼吸、血压、尿量等。

（2）细菌性食物中毒常因低血容量及感染导致休克，具体判断标准如下。

◎ 收缩压低于90毫米汞柱，脉压低于30毫米汞柱。

◎ 周围组织灌注不足的表现：口唇干燥、烦渴、皮肤弹性差、眼窝下陷,四肢发凉、湿冷;感染性休克时四肢温暖,皮肤红润。

◎ 意识:烦躁、抑郁、淡漠甚至昏迷。

◎ 尿量:减少,24 小时内少于 400 毫升为少尿,少于 100 毫升为无尿。

(3)判断胃肠型细菌性食物中毒、神经型细菌性食物中毒:

◎ 胃肠型细菌性食物中毒:多表现为恶心、呕吐,腹痛、腹泻等急性胃肠炎症状,体温正常或升高,上腹部或脐周轻压痛,肠鸣音亢进。

◎ 神经型细菌性食物中毒:起病急剧,由肉毒杆菌外毒素引起,以中枢神经症状为主,肠炎症状缺如或很轻微,死亡率高。早期可出现头痛、头晕、眼睑下垂、复视等;重症患者有吞咽、言语、呼吸困难等,但患者多神志清楚、感觉正常。可因呼吸中枢麻痹、心力衰竭或继发肺炎致死。

### 2. 清除毒物

加快毒物排出:应尽快送到医院,并尽快给予洗胃、导泻。

(1)洗胃:在进食可疑食物 2 小时以内,应尽快用 5% 碳酸氢钠溶液或 1:4000 高锰酸钾溶液洗胃。

(2)导泻:在进食可疑食物超过 2 小时,用 50% 硫酸镁导泻及清洁灌肠,尽可能清除肠道中的毒素。

(3)暴发流行时的处理:应做好思想工作和组织工作,将患者进行分类,轻者在原单位集中治疗,重症患者送往医院,及时收集资料,进行流行病学调查及细菌学的检验工作,以明确病因并及时上报疾病控制中心。

(4)对症治疗:卧床休息,流食或半流食,宜清淡,多饮盐糖水。吐泻腹痛剧者暂禁食,给复方颠茄片口服或注射 654-2,腹部放热水袋。及时纠正水与电解质紊乱及酸中毒。血压下降者给予升压药。高热者用物理降温或退热药。变形杆菌食物中毒过敏型以抗组织胺药物治疗为主,如苯海拉明等,必要时加用肾上腺皮质激素。精神紧张不安时应给予镇静剂。

## (二)立即送医院急诊科救治

(1)打急救电话120。

(2)自行送医院昏迷患者途中要保持头偏向一侧,以免呕吐物吸入呼吸道。

拨打120

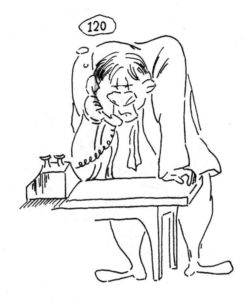

## (三)预防措施

预防食物中毒要做到以下几点。

(1)不吃变质、腐烂的食品。

(2)不吃被有害化学物质或放射性物质污染的食品。

(3)不生吃海鲜、河鲜、肉类等。

(4)生、熟食品应分开放置。

(5)切过生食的菜刀、菜板不能用来切熟食。

(6)不食用病死的禽畜肉。

(7)不吃毒蘑菇、河豚鱼、生的四季豆、发芽土豆、霉变甘蔗等。

## 发芽马铃薯中毒怎么办

马铃薯又称土豆、地瓜蛋或洋山芋、洋番薯等,含有丰富的淀粉,营养价值高,为人们喜欢的食品之一。在春天或保存不当容易发芽,称为发芽马铃薯。

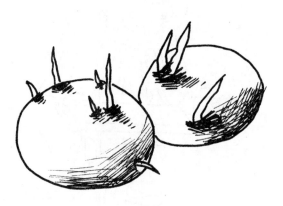

### 一、中毒机理

进食大量的发芽马铃薯或青紫、发绿及未成熟的马铃薯,含有"龙葵碱"的毒素,均易发生中毒。

### 二、临床表现

(1)潜伏期:一般为数十分钟至数小时。

(2)消化系统症状:咽喉部及口腔烧灼感和痒感、恶心呕吐、腹痛、腹泻;或有口腔干燥、喉部紧缩感。剧烈呕吐可至失水、电解质失衡、血压下降等。

(3)神经系统症状:耳鸣、畏光、头痛、眩晕、发热、瞳孔散大、呼吸困难、颜面青紫、口唇及四肢末端呈黑色。严重者可有昏迷、抽搐,最后可因呼吸中枢麻痹而死亡。偶可引起肠源性青紫病——指由体外摄入或在肠内生成亚硝酸盐类,使血液中的部分血红蛋白变为高铁血红蛋白,而出现青紫和组织缺氧现象。

## 三、判断标准

(1)有进食发芽马铃薯史及消化系统、神经系统临床表现。

(2)实验室检查:将剩余的马铃薯切开,在芽的附近加浓硫酸数滴,如有龙葵素,则变为玫瑰红色。

## 四、急救原则

催吐、洗胃、导泻,对症支持治疗。有肠源性青紫病的症状,用葡萄糖、维生素C及亚甲蓝治疗。

## 五、处理方法

(1)催吐、洗胃、导泻。

(2)适当饮用食醋。

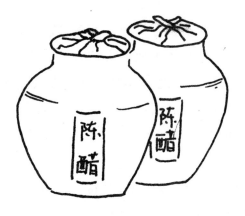

(3)轻者口服补液盐,多喝糖开水及淡盐水;重者静滴葡萄糖盐水,以促进毒物排出,并纠正脱水。

(4)在洗胃后当胃已无积食,但仍有剧烈呕吐、腹痛和腹泻时,可肌注阿托品及应用针灸疗法。

(5)出现肠源性青紫病的症状,用葡萄糖、维生素 C 及亚甲蓝治疗。

(6)经洗胃、给氧、静脉补液,颜面及(或)全身青紫仍无减轻,适当输血,常获显效。

## 毒蕈中毒怎么办

### 一、概述

毒蕈是指食后可引起中毒的蕈类,俗称毒蘑菇,由于某些毒蕈的外观与无毒蕈相似,常因误食而引起中毒。毒蕈在我国有 100 多种,对人生命有威胁的有 20 多种,其中含有剧毒可致死的不到 10 种。每种毒蕈含有一种或多种毒素,中毒症状因所含的毒素不同而异。常见的可以下列种类作为代表。

(1)扑蝇蕈及斑毒蕈主要毒素为毒蕈碱(或叫蝇蕈碱)。生物碱。能拮抗阿托品的作用,其毒性作用似毛果芸香碱。中毒后引起副交感神经兴奋。所以阿托品为毒蕈碱之解毒剂。由于该蕈含有一种非挥发性的毒物能杀死苍蝇故有毒蝇蕈(或扑蝇蕈)之名。此外还含有多种毒素,其中有一种类似阿托品作用,与互蕈碱作用相反,因此中毒后不一定出现典型的毒蕈碱中毒症状。

(2)死帽蕈类如白帽蕈、绿帽蕈,其毒性物质主要是毒蕈毒素,能引起肝、肾、中枢神经等实质细胞损害、变性及坏死。此外还有其他毒素,如溶血素等。毒蕈毒素的毒性很强,它不能因干燥和煮沸而失去其毒性。它较扑蝇蕈毒性更强。

(3)马鞍蕈含马鞍蕈酸,引起溶血。

(4)牛肝蕈含有一种毒素,这种毒素能够引起精神症状,如幻觉等,甚至会出现精神疾病。此外,还有另一些蕈类,也含有引起精神症状的致幻觉毒素。

（5）其他还有不少毒蕈类毒素，至今尚未鉴定。

## 二、中毒表现

由于所含毒素不同，表现各异，常见者分以下几类。

（1）胃肠炎型蕈中毒的特点是发病快，潜伏期短，一般 10 分钟至 6 小时发病。表现有剧烈恶心、呕吐、腹痛、腹泻。病程短，症状消退后逐渐好转，预后较好。

（2）因为扑蝇蕈、斑毒蕈除含毒蕈碱外，还含有毒蕈阿托品，所以精神神经型蕈中毒除有胃肠道症状外，还会出现瞳孔扩大、心跳快、谵语、幻觉、狂躁、抽风、神经错乱等表现。潜伏期一般半小时至 6 小时。

（3）溶血型蕈中毒是由马鞍蕈所引起的中毒。食后 6～12 小时除出现急性胃肠道症状外，1～2 天内会出现溶血性中毒症状，表现为黄疸、贫血、血红蛋白尿、血尿、肝大、脾大等，严重时可引起死亡。

（4）肝损害型毒蕈中毒是最严重的一种。其临床经过可分为潜伏期、胃肠炎期、假愈期、内脏损伤期和恢复期五期。其表现为：开始出现呕吐、腹泻，称胃肠炎期，有少数类似霍乱症状，迅速死亡，胃肠炎症消失后，好像病好转，其实毒素进一步损害肝脏等实质性器官，称假愈期；如中毒性微，可进入恢复期，严重的出现内脏损害，肝脏肿大，甚至发生急性重型肝炎；此外还可累及肾、脑、心等，出现尿闭、蛋白尿、血尿、胃肠道广泛出血、惊厥、昏迷甚至死亡。抢救及时 2～3 周进入恢复期。

## 三、判断标准

具有以下情况可判断为毒蕈中毒。

### 1. 病史

有食用毒蕈史，同食者相继发病。

### 2. 症状和体征

(1)胃肠炎型:表现为剧烈腹泻、恶心、呕吐、腹痛等。

(2)神经型:除胃肠炎症状外,尚有副交感神经兴奋症状,如多汗、流涎、流泪、脉搏缓慢、瞳孔缩小等,严重者可见呼吸抑制、昏迷甚至死亡。

(3)精神型:头晕、精神错乱、昏睡,严重者多有幻觉、谵妄表现。

(4)溶血型:血红蛋白尿、黄疸、贫血等,甚至出现无尿或少尿等肾衰表现。

(5)中毒性肝炎型:可引起肝细胞坏死,表现为黄疸、转氨酶升高、肝大、出血倾向,甚至意识障碍、肝性脑病。病情凶险,死亡率高。

## 四、急救与治疗

### (一)现场自救与互救

(1)清除未吸收和已经吸收的毒物。

◎ 加快毒物排出:尽快给予洗胃、导泻。

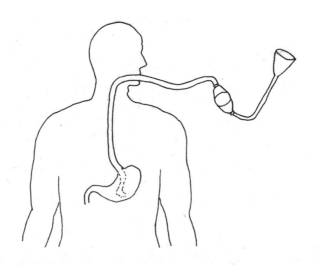

◎ 洗胃后成人口服药用活性炭 50～100 克,用水调服。

(2)有呼吸心跳停止,立即行心肺复苏。

（3）建立静脉通道。

## （二）送医院救治

（1）打急救电话120。

（2）自行送医院昏迷患者途中要保持头偏向一侧,以免呕吐物吸入呼吸道。

## （三）预防措施

切勿采摘自己不认识的蘑菇食用。毫无识别毒蕈经验者,千万不要自采蘑菇。

有毒野生菇(菌)类常具备以下特征:①色泽鲜艳度高;②伞形等菇(菌)表面呈鱼鳞状;③菇柄上有环状突起物;④菇柄底部有不规则突起物;⑤野生菇(菌)采下或受损,其受损部流出乳汁。

## 河豚鱼中毒怎么办

河豚鱼常见的有星点东方豚、豹纹东方豚、虫纹东方豚等品种,分布于我国沿海各地及长江下游一带,味道鲜美,但含有剧毒。它所含的有毒成分为河豚毒及河豚酸两种,主要存在于河豚的卵巢、肝、肠、脑等器官中。河豚的毒素毒性稳定,经盐腌、日晒和烧煮均不能被破坏。春季是河豚鱼的生殖产卵季节,毒性最强。有些人为河豚的美味所诱惑,拼死吃河豚;而更多的人则是因为不认识河豚而误食。河豚的毒素毒性强,较剧毒的氰化钾还要大得多。河豚毒素能使神经麻痹,阻断神经兴奋的传导,主要是使脑干中枢和神经末梢麻痹,其毒素经胃肠道及口腔黏膜均可吸收。

## 一、中毒症状

河豚毒素可引起中枢神经麻痹,阻断神经肌肉间传导,使随意肌出现进行性麻痹;直接阻断骨骼纤维;导致外周血管扩张及动脉压急剧降低。潜伏期 10 分钟至 3 小时。早期有手指、舌、唇刺痛感,然后出现恶心、呕吐、腹痛、腹泻等胃肠症状。四肢无力、发冷、口唇和肢端知觉麻痹。重症患者瞳孔与角膜反射消失,四肢肌肉麻痹,以致发展到全身麻痹、瘫痪。呼吸表浅而不规则,严重者呼吸困难、血压下降、昏迷,最后死于呼吸衰竭。目前对此尚无特效解毒剂,对中毒者应尽快排出毒物和给予对症处理。

## 二、判断标准

(1)有进食河豚鱼病史,发病急剧。一般可在食后半小时至 3 小时内迅速发病,病情进展快,发病后 4～6 小时可导致死亡。

(2)首先出现的症状是剧烈的恶心、呕吐和腹痛,最后出现腹泻。

(3)神经损害:毒素吸收入血后,首先引起感觉丧失,痛觉消失,上眼睑下垂,继之出现口唇、手指、舌尖麻木,随之病情继续进展,四肢肌肉麻痹,共济失调,丧失运动能力,导致瘫痪状态。重者吞咽困难,言语不清,呼吸困难,心律失常,昏睡昏迷,最后引起呼吸中枢麻痹和血管运动中枢麻痹而死亡。

## 三、急救与治疗

### (一)现场救治

#### 1. 催吐

刺激咽部使之呕吐或口服 1％硫酸铜溶液 50～100 毫升,必要时可用阿扑吗啡 5 毫克皮下注射。

#### 2. 洗胃及导泻

用 1∶5000 高锰酸钾溶液或 0.5％药用炭悬液洗胃。高位清洁灌肠及口服硫酸钠导泻。

#### 3. 静脉滴注

10％葡萄糖液 500～1000 毫升加维生素 C、葡萄糖醛酸等静脉滴注,亦可用呋塞米(速尿)或甘露醇等利尿剂加速毒物排泄。

### 4. 其他治法

呼吸浅表时可用尼可刹米 0.375 克及山梗菜碱 3 毫克交替肌注及吸氧。呼吸停止时应立即施行气管插管及加压呼吸。必要时进行气管切开。

### (二)送医院救治

(1)打急救电话 120。

(2)自行送医院昏迷患者途中要保持头偏向一侧,以免呕吐物吸入呼吸道。

### (三)预防措施

应禁止出售和食用河豚鱼,必须严格加工生产过程,经鉴定合格、证明无毒方能出售。河豚鱼死后,毒素可渗入肌肉中,所以更不要吃未经加工处理的河豚鱼。同时加强宣传"河豚鱼有毒,不能食用"的观念。

## 急性鱼胆中毒怎么办

### 一、中毒机理

鱼胆中毒的毒理作用与一般中毒相似,均可引起肝脏、肾脏、心脏及神经系统损害。常因服用鱼胆治疗慢性气管炎、高血压及眼病而中毒,甚至导致死亡。

### 二、临床表现

### 1. 胃肠道症状

上腹部或脐周疼痛,持续腹痛,阵发性绞痛,伴恶心、频繁呕吐、腹泻,呈水样或蛋花样便。

### 2. 中毒性肝病症状

纳差、畏食、肝区疼痛、肝大、黄疸及肝功能异常(胆红素、谷丙转氨酶增高)。持续时间可达 1～2 个月。

### 3. 中毒性肾病症状

下肢及全身水肿,尿少至无尿,尿中出现蛋白、红细胞及颗粒管型,重者出现急性肾衰竭。

### 4. 中毒性神经症状

唇、舌、四肢远端麻木,双下肢末梢型感觉障碍,双下肢周围神经瘫痪,抽搐,昏迷等。

### 5. 中毒性心肌病症状

心动过速,心脏扩大,第一心音低钝,心力衰竭,以致可发生阿-斯综合征。

### 6. 眼部症状

鱼胆汁射入眼球,则有异物感,怕光流泪,微痛微痒,结膜充血,角膜混浊,视力减退,甚至致盲。

## 三、诊断要点

### 1. 病史

有生食或熟食鱼胆史,常见于吞食青鱼或草鱼胆。鱼胆中毒似与鱼种关系不大。

### 2. 症状

食鱼胆后 0.5～6 小时内出现肝、肾、心及神经系统症状。

## 四、急救

### 1. 洗胃

鱼胆在胃内可存留较长时间,故不论就诊早晚均应予以彻底洗胃。

### 2. 早期治疗

应用糖皮质激素,有利于肾功能的恢复。不宜补液过多,以免造成肺水肿、脑水肿。

### 3. 抗肾衰治疗

急性肾衰竭是鱼胆中毒死亡的主要原因,故为治疗的关键。

(1)解痉利尿如雷吉丁 20 毫克、多巴胺 20 毫克、呋塞米 40 毫克、5％葡萄糖溶液 500 毫升,静脉滴注,必要时重复 1 次。20％甘露醇 250 毫升,静脉滴注,1～2 次/天。

(2)少尿、无尿期,宜尽早作腹膜透析或血液透析。

(3)多尿期,须注意纠正水、电解质及酸碱平衡失调,特别要注意低钾血症。

### 4. 护肝治疗

(1)静脉注射维生素 C 120 毫克/天。

(2)细胞活性药物的应用:如维生素 C、ATP、辅酶(辅酶 A)等。

## 五、综合医嘱

(1)鱼胆毒性较大,目前尚无特效解毒剂,主要是采用综合治疗。

(2)慎用鱼胆来治疗慢性支气管炎、高血压及眼病,防止鱼胆中毒。

(3)一旦发生鱼胆中毒,要防治肾衰竭。

(4)配合中药治疗银花、生甘草、苏叶、积实、厚朴、半夏、陈皮。黄疸尿少者可用大黄、栀子、茅根、黄柏、茵陈、泽泻等以清热凉血,利水退黄。

## 急性酒精中毒怎么办

急性酒精中毒的程度取决于酒精在血液中的浓度。当血液中酒精的浓度达到 0.05％时,出现微醉,人会感到心情舒畅进而妙语趣谈,诗兴发作,但这时眼和手指的协调动作受到影响;如果继续饮酒,血液中酒精的浓度升至0.1%以上时,出现举止轻浮、情绪不稳、激惹易怒、不听劝阻、感觉迟钝、步态蹒跚等急性酒精中毒的典型表现;血液中酒精的浓度升到0.2%以上时,平时被抑制的欲望和潜藏的积怨都发泄出来,表现为出言不逊、借题发挥、行为粗暴、滋事肇祸;如果继续饮酒,血液中酒精的浓度达到 0.3%以上时,表现为说话含糊不清、呕吐狼藉、烂醉如泥;当血液中酒精的浓度升至 0.4%以上时,则出现全身麻痹、进入昏迷状态;当血液中酒精的浓度升至 0.5%以上时,可直接致死。当然并不是每个醉酒者发展过程都会如此界限分明地一步一步进行,症状的强度如何,还取决于个体对酒精的耐受性。判断标准为有饮酒史,呼出气、呕吐物有强烈酒精气味。

## 一、临床表现

临床表现因人而异,中毒症状出现迟早也各不相同,与饮酒量、血中乙醇含量呈正相关,也与个体敏感性有关。

临床大致可分为以下三期。

### 1. 兴奋期

表现为头昏、乏力、自控力丧失,自感欣快,言语增多,有时粗鲁无礼,易感情用事、颜面潮红或苍白,呼出气带酒味。

### 2. 共济失调期

表现为动作不协调、步态蹒跚、动作笨拙、语无伦次、眼球震颤、躁动、复视等。

### 3. 昏睡期

表现为昏睡、颜面苍白、体温降低、皮肤湿冷、口唇微绀。严重者深昏迷甚至可因呼吸衰竭而死亡。

## 二、急救与治疗

### (一)现场急救

发生急性酒精中毒。空腹饮酒时,酒精 1 小时内有 60％被吸收,2 小时吸收量可达 95％。酒精属微毒类,是中枢神经系统的抑制剂,作用于大脑皮层。饮酒后初始表现为兴奋,其后可累及皮层下中枢和小脑活动,影响血管运动中枢并抑制呼吸中枢,严重者可致呼吸、循环衰竭。酒精 90％由肝脏分解,因此还可造成肝脏损害。轻度醉酒者,可让其静卧,最好是侧卧,以防发生吸入性肺炎,注意保暖。重度酒精中毒者,应用筷子或勺把压舌根部,迅速催吐,然后用 1‰碳酸氢钠(小苏打)溶液洗胃。若中毒者昏迷不醒,应立即送医院救治。

### (二)送医院救治

(1)打急救电话 120。

(2)自行送医院途中保持头偏向一侧以免呕吐物吸入呼吸道。

## 沼气中毒怎么办

沼气又名甲烷,为无色、无臭、无味气体,比空气轻,易燃烧,常存在于矿井、下水道、发酵池及化粪池中。在煤矿,最大危害是"瓦斯爆炸"。

## 一、中毒机理

(1)清洁工或水工进入含大量沼气的下水道以及矿工进入含大量沼气的矿井。

(2)天然气油井井喷时。

(3)制酒工人进入制酒发酵池等。

(4)小儿或成人不慎跌入含大量沼气的化粪池或沼气池。

下篇:各种中毒的急救

## 二、临床表现

### 1. 轻度中毒

表现为头痛、头晕、呼吸加快、乏力、步态不稳等。

### 2. 中度中毒

除上述症状加重外,可出现吸入性化学性肺炎、口唇青紫、呛咳、痰中带血、肺部出现细湿啰音,进而发展为急性肺水肿。

### 3. 严重中毒

可迅速出现烦躁、昏迷、脑水肿,甚至脑疝而死亡。

## 三、判断标准

有吸入大量沼气的病史及上述临床表现。

## 四、急救方法

(1)救护人员必须佩戴有效的防毒面具,立即将患者移至空气新鲜处,给予呼吸新鲜空气或吸氧。

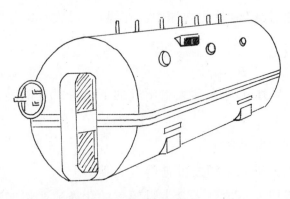

高压氧舱外部

(2)重度中毒者进行高压氧治疗。

（3）有呼吸、心搏停止时按心肺复苏原则处理。

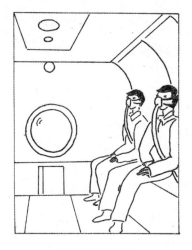

高压氧舱内部

（4）有脑水肿、肺水肿者按有关原则处理。

（5）中枢性呼吸衰竭时，可应用呼吸机辅助呼吸。

（6）有吸入性化学性肺炎时应及早应用抗生素控制感染，并用小剂量肾上腺皮质激素减轻呼吸道黏膜的水肿，有酸中毒时静滴碳酸氢钠。

（7）昏迷时间较长，可加用脑活素、纳洛酮等促进脑细胞代谢的药物，保护脑组织，促苏醒，减少脑损伤后遗症。

## 急性一氧化碳中毒怎么办

一氧化碳中毒也称煤气中毒，凡含碳有机物质，如煤、石油、木柴等燃烧不完全时都能产生一氧化碳（CO），炼钢、炼铁、炼焦过程中也可产生一氧化碳。此外，日常生活中，用火炉、煤炉取暖时，缺乏通风排烟设备或设备陈旧失修，在使用煤气红外线取暖器时，缺乏安全使用知识或产品本身不合规格等，都有可能发生一氧化碳中毒事故。当人们意识到已发生一氧化碳中毒时，往往已为时已晚。

一氧化碳中毒使人无法实现有目的的自主运动,所以,一氧化碳中毒者往往无法进行有效的自救。

## 一、中毒机理

### 1. 急性缺氧血症

由于一氧化碳对血红蛋白有巨大的亲和力,比氧与血红蛋白的亲和力大 200～300 倍,因而使血液中的碳氧血红蛋白急剧增加,氧合血红蛋白急剧下降,使血液运氧发生障碍,造成机体体液、组织急性低氧血症。严重者可致昏迷、窒息而死亡。

### 2. 高 HbCO 血症

HbCO 的离解速度比氧合血红蛋白慢 3600 倍。故 CO 中毒后,HbCO 可较长时间留存于血液中。中止吸入一氧化碳后第 1 个小时内可呼出吸收量的 50%,但全部解离需数小时,甚至 24 小时以上或更久。而潴留的 HbCO 对人体的脏器和组织细胞具有持久的毒性,使组织中氧解离发生障碍、肌红蛋白失去储氧能力,加重组织缺氧而致全身的组织细胞损伤。

### 3. 一氧化碳的毒性作用

吸入浓度较高的一氧化碳后,可与还原型细胞色素氧化酶的二价铁结合,使细胞呼吸受到抑制。一氧化碳是细胞原浆毒物,对全身组织均有直接的毒性作用。尤其是对大脑皮质的白质和苍白球等处,毒性影响最重。

### 4. 多脏器损害

由于急性低氧血症、高 HbCO 血症和一氧化碳毒性作用等共同导致多脏器损害。脑、心、肝受损者高达 62.5%,脑、心、肝、肾受损者可达到 57.5%,轻则为一过性功能障碍,重者可致永久性损伤,故在一氧化碳中毒时,首先出现脑部症状,若时间持续较长,可导致脑部毛细血管壁细胞变性、渗透性增加,引起脑水肿。严重者大脑和脊髓有不同程度充血、出血及血栓形成,造成皮质或基底节的局灶性软化或坏死,以及皮质下白质广泛的脱髓鞘病变、脑血管继发性病变而发生迟发性脑病,甚则产生脑损伤后遗症。此外,还可伴有心、肝、肾和呼吸功能损害,以及周围神经、皮肤、黏膜、筋膜和骨骼肌受损等。

### 5. 其他

在高温、低压、湿度高或有其他毒气(如氰化氢和苯等)的环境下,一氧化碳中毒较快、较重。老少体弱者、孕妇、嗜酒、肥胖、慢性心血管病、慢性呼吸道疾病、贫血和营养不良者对一氧化碳较为敏感。

## 二、判断标准

### (一)病史

有一氧化碳接触史,突然昏倒,皮肤黏膜樱桃红色,现场卫生学调查及空气中一氧化碳浓度测定资料,并排除其他病因后,可诊断为急性一氧化碳中毒。病史询问有困难时,应与脑血管意外、脑膜炎、糖尿病酮症酸中毒相鉴别。

### (二)中毒的表现

一氧化碳中毒症状,随着中毒程度的不同而不同。

#### 1. 轻度中毒(血液中 HbCO10％～20％)

主要表现为嗜睡、淡漠、眼球转动不灵、感光能力差、头痛、头晕、头胀痛、耳鸣、恶心、呕吐、心悸、无力,或有短暂的晕厥。离开中毒环境、吸入新鲜空气后,症状很快消失。

#### 2. 中度中毒(血液中 HbCO30％～50％)

除上述症状加重外,主要表现有昏睡、神志不清和浅昏迷,口唇、皮肤、黏膜和指甲出现樱桃红色,尤以面颊、前胸和大腿内侧皮肤更为明显。可伴有震颤和多脏器一过性功能损害等。经迅速抢救,使患者吸入新鲜空气或氧气后,可很快恢复。

### 3. 重度中毒(血液中 HbCO 约在 50％以上)

(1)除上述症状加重外,并有突发昏倒、昏迷和惊厥等。昏迷可持续数小时至数天或更长,常并发肺水肿、脑水肿或脑疝而致呼吸衰竭;或呼吸中枢麻痹,可于短期内死亡。

(2)多脏器损害

◎ 迟发性脑病:约占 50％,多在急性中毒后 1～2 周内发生。80％的发病过程是中毒昏迷—中间清醒—迟发症,20％左右无中间清醒期。急性痴呆占 86％,行为紊乱为首发症,并发有精神错乱、震颤麻痹,少数有失语、假性延髓性麻痹、舞蹈病、去皮质状态、听视觉障碍、缄默症和漫游症等。头颅 CT 的异常率达 87.5％,主要表现为双侧苍白球和皮质白质低密度改变。预后与年龄、中毒昏迷时间、病变的严重程度密切相关。部分有可逆性。

◎ 心脏:虽然心肌对缺氧不及脑组织敏感,但单位心肌组织的耗氧量大,故循环系统的症状出现时应予高度重视,及时做心电图检查。心脏损害多表现为窦性心动过速、室上性心动过速、传导阻滞和心衰。

◎ 肝脏:肝脏动脉血氧摄取率接近脑组织,在缺氧情况下大量乳酸增加。缺氧、乳酸堆积损害肝脏,或发生中毒性肝炎。

◎ 肾脏:缺氧、高 HbCO 血症和一氧化碳共同作用于肾小球毛细血管壁上皮细胞,使其通透性增加,产生血尿、蛋白尿或血压偏高及轻度水肿等表现。有的出现血红蛋白尿,甚至引起急性肾衰竭。

◎ 其他:重度一氧化碳中毒者皮肤黏膜有时可不出现樱桃红色而显示苍白或青紫。约 40％伴有红斑、水疱、血管神经性水肿和皮肤色素减退等损害;约有 20％左右伴有软瘫和四肢无力等周围神经病变;偶可并发筋膜间隙综合征,表现为肢体局部肿胀、疼痛、麻木,易致肢体坏死或功能障碍。

### 三、急救与治疗

#### (一)现场自救互救

(1)应尽快让患者离开中毒环境,并立即打开门窗,流通空气。

(2)患者应安静休息,避免活动后加重心、肺负担及增加氧的消耗量。

(3)对有自主呼吸的患者,应充分给予氧气吸入。

(4)对昏迷不醒、皮肤和黏膜呈樱桃红或苍白、青紫色的严重中毒者,应在通知急救中心后就地进行抢救,及时进行人工心肺复苏,即体外心脏按压和人工呼吸。其中在进行口对口人工呼吸时,若患者嘴里有异物,应先去除,以保持呼吸道通畅。

多人心
肺复苏

(5)争取尽早对患者进行高压氧舱治疗,以减少后遗症。即使是轻度、中度中毒,也应进行高压氧舱治疗。

#### (二)送医院救治

(1)拨打急救电话120。

(2)自行送医院途中继续快速给患者吸入氧。

#### (三)预防措施

(1)一般家庭要保持室内空气流通,如果是平房,要留有排风口,保证随时通风;吃火锅用木炭时,一定要注意室内通风良好;火炉取暖者,残留物形成煤渣,易堵塞烟道,要定期清理和检查烟道,保持烟道结构严密、通风良好。

(2)不要躺在门窗紧闭、开着空调的汽车内睡觉,以免大量一氧化碳侵入车内引起中毒。

(3)用煤气红外线炉时,橡皮管要不漏气,临睡前,一定要关闭煤气。

(4)产生一氧化碳的车间,一定要加强通风,并定期监测车间空气中一氧化碳浓度。对工人加强安全教育,普及急救知识,进行自救互救。

 下篇:各种中毒的急救

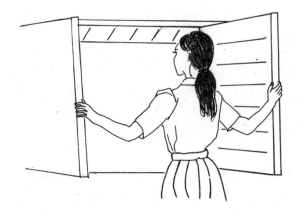

在煤井下放炮开采煤层时,要经过充分的通风排气后,工人方可进入作业区。

## 急性氨气中毒怎么办

氨(氨气)的应用在工业生产中很广泛,涉及石油精炼、氯肥、合成纤维、鞣皮、人造冰、油漆塑料、树脂、染料、医药以及氰化物、有机腈等制造和用于金属热处理等,又是食品、副食品等冷库的冷冻剂。因此,了解氨气的中毒预防和急救治疗,做好个人的防护非常重要。

氨的溶解度极高,对眼和呼吸道有强烈的刺激与腐蚀作用,浓度过高时可使中枢神经兴奋性增强,引起痉挛;亦可通过三叉神经末梢的反射作用,引起心搏和呼吸停止。由于氨的水溶性强,分子量小,扩散速度快,所以它能迅速渗透到组织内,使组织蛋白变性,细胞结构破坏,造成组织溶解性坏死。氨还能损伤肺泡组织,产生大量分泌物,可影响氧气的吸入和弥散,造成呼吸功能障碍,出现低氧血症,形成 ARDS、心肌缺氧。氨气对神经系统的作用开始为兴奋,随后惊厥,继而嗜睡,甚至昏迷。高浓度氨亦可通过神经反射作用致心跳、呼吸骤停,误服者,可经胃肠道吸收中毒并造成消化道黏膜灼伤、出血、穿孔。

成人在氨气浓度为 553 毫克/立方米的环境中吸入半小时,即会有剧烈的刺激症状,仅可耐受 1.25 分钟,若增至 700 毫克/立方米,会立即剧咳;浓度升至 1750~4500 毫克/立方米可危及生命;如再进一步升高达 4500 毫克/立方米以上,可立即死亡。氨和氨水均可引起眼的碱灼伤,氨水对皮肤与消化道均有碱灼伤和腐蚀作用。

## 一、中毒表现

### 1. 轻度氨气中毒

有口、鼻辛辣感,流泪,咽喉疼痛,咳嗽,喉声嘶哑及轻度头晕、头痛、乏力等症状。体检可见眼及咽部充血、水肿,肺有干性啰音。胸部 X 线检查肺纹理增强及(或)边缘模糊,符合支气管炎或支气管周围炎症状。血气分析,在呼吸空气时,动脉氧分压可低于预计值 1.33~2.67 千帕(10~20 毫米汞柱)。

### 2. 中度中毒

头晕、头痛、乏力及呼吸道刺激症状加重,并可有恶心呕吐,剧烈咳嗽,喉声嘶哑,有时发生喉头痉挛致声门狭窄,痰中有时带血丝,胸闷,呼吸困难,呼吸频速,轻度发绀。肺部有干、湿啰音。胸片肺纹理增强,边缘模糊呈网状影,肺野透光度降低及(或)有散在斑片状影。血气分析在吸入 50% 以下低浓度氨时,可维持动脉血氧分压大于 8 千帕(60 毫米汞柱)。

### 3. 重度中毒

剧烈咳嗽,常咳大量粉红色泡沫痰,胸闷,气急,心悸,脉速,发绀和呼吸困难明显,并有烦躁、痉挛或昏迷,恶心、呕吐频繁,呼吸窘迫,两肺满布干、湿啰音。胸片两肺野有边缘模糊的斑片影、云絮状影,并可相互融合成大片蝶状影或出现"白肺征"。血气分析在吸入 50% 以上高浓度氧的情况下,动脉血氧分压仍低于 8 千帕,部分患者可发展为 ARDS 或并发气胸纵隔气肿,心、肝、肾等实质损害。

 下篇：各种中毒的急救

若呼吸系统损害虽属中度中毒，但如伴有严重喉头水肿或支气管黏膜脱落引起窒息，或并发较严重的气胸及（或）纵隔气肿，或出现明显的心、肝肾损害，则应列为严重中毒。

### 4. 其他

高浓度氧气和氨水溅入眼内，可使眼结膜水肿，角膜溃疡，虹膜炎，晶状体混浊，甚至引起角膜穿孔，患者有羞光、流泪、眼痛及视力障碍，重者引起失明。

氨水和高浓度氨气污染皮肤，引起局部碱灼伤，发生充血、水肿和糜烂，开始局部为白色，其后转为红色或棕色，再后则形成溃疡创面和糜烂。碱灼伤所形成的皂化脂肪或碱性蛋白质为可溶性，可使组织继续损伤破坏，且易发生继发感染；严重大面积病例易引发休克和败血症。经口误服氢氧化铵，可引起口腔及消化道腐蚀和烧灼，口腔及咽部黏膜表面变白易脱落，其下则红肿，食管和胃亦可有类似损伤，并可有溃疡形成。患者口咽剧烈疼痛，中上腹或腹绞痛，并可有血性呕吐物或血便。

## 二、急救与治疗

若发生泄漏，迅速将泄漏污染区人员疏散至上风处，并立即隔离150米，切断火源，严格限制出入。建议应急处理人员戴自给正压式呼吸器，穿防静电工作服。尽可能切断泄漏源。合理通风，加速扩散。高浓度泄漏区，喷含盐酸的雾状水中和、稀释、溶解。构筑围堤或挖坑以收容产生的大量废水。如有可能，将残余气或漏出气用排风机送至水洗塔或与塔相连的通风橱内。储罐区最好设稀酸喷洒设施。漏气容器要妥善处理，修复、检验后再用。

熄灭氨气引发的火灾，消防人员必须穿戴全身防火防毒服。切断气源。若不能立即切断气源，则不允许熄灭正在燃烧的气体。喷水冷却容器，可能的话将容器从火场移至空旷处，用灭火剂如雾状水、抗溶性泡沫、二氧化碳、砂土等灭火。

过程中如果发现中毒者,迅速将患者移至空气新鲜处,合理吸氧,解除支气管痉挛,维持呼吸、循环功能,立即用2%硼酸液或清水彻底冲洗污染的眼或皮肤;为防治肿水肿应卧床休息,保持安静,根据病情及早足量短期应用糖皮质激素,在病程中应严密观察以防病情反复,注意窒息或气胸发生,预防继发感染,有严重喉头水肿及窒息预兆者宜及早施行气管切开,对危重病患者应进行血气监护。此外注意眼、皮肤灼伤的治疗。

若皮肤接触,立即脱去被污染的衣着,应用硼酸液或大量清水彻底冲洗。然后就医。

若眼睛接触,立即提起眼睑,用大量流动清水或生理盐水彻底冲洗至少15分钟,然后就医。

### 三、预防

操作过程中,要严加密闭,防止跑、冒、滴、漏。液氨管道、阀门等应经常检修,移液胶管应定期做耐压试验,老化者及时更换。应有严格的安全操作规程。操作人员必须经过专门培训,严格遵守操作规程。建议操作人员佩戴过滤式防毒面具(半面罩)。紧急事态抢救或撤离时,必须佩戴空气呼吸器。注意防护:眼睛要戴化学安全防护眼镜;身体要穿防静电工作服;手要戴橡胶手套。此外,工作现场严禁吸烟、进食和饮水。工作毕,淋浴更衣。保持良好的卫生习惯。

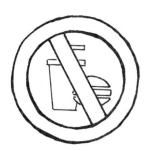

 下篇:各种中毒的急救

使用防爆型通风系统和设备,防止气体泄漏到工作场所空气中,避免与氧化剂、酸类、卤素接触。搬运时轻装轻卸,防止钢瓶及附件破损。配备相应品种和数量的消防器材及泄漏应急处理设备,提供安全淋浴和洗眼设备。重点企业应编制防治氨中毒事故的应急救援预案并组织演练,定期测定作业环境氨浓度,对工作人员执行定期体检制度。明显的呼吸系统疾病,肝、肾疾病,心血管疾病均列为职业禁忌证。

氨(氨气)适宜储存于阴凉、通风的库房。远离火种、热源。库温不宜超过30℃。应与氧化剂、酸类、卤素、食用化学品等分开存放,切忌混储。采用防爆型照明、通风设施。禁止使用易产生火花的机械设备和工具。储区应备有泄漏应急处理设备。

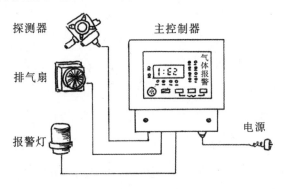

在铁路运输时限使用耐压液化气企业自备罐车装运,装运前需报有关部门批准。采用钢瓶运输时必须戴好钢瓶上的安全帽。钢瓶一般平放,并应将瓶口朝同一方向,不可交叉;高度不得超过车辆的防护栏板,并用三角木垫卡车,防止滚动。运输时运输车辆应配备相应品种和数量的消防器材。装运该物品的车辆排气管必须配备阻火装置,禁止使用易产生火花的机械设备和工具装卸。严禁与氧化剂、酸类、卤素、食用化学品等混装、混运。夏季应早晚运输,防止日光曝晒。中途停留时应远离火种、热源。公路运输时要按规定路线行驶,禁止在居民区和人口稠密区停留。铁路运输时要禁止溜放。如若废弃,应先用水稀释,再加盐酸中和,然后放入废水系统。

# 农药中毒基本知识

有机磷农药、百草枯、灭鼠药等在农业生产和日常生活中被广泛应用,中毒抢救约占当地急诊的 5%,重症中毒具有较高的死亡率和致残率。还有局部地区投毒事件时有发生,影响人民的生命安全,也造成极坏的社会影响。我国每年农药中毒者为数众多,且大部分发生在农村,这给农业生产、农村经济发展以及人民的生命带来极大的威胁。要减少和避免这些事件的发生,进行农药基本知识特别是农药安全合理使用知识的宣传、推广和普及是十分必要的。要努力增强农民的农药安全合理使用知识和安全保护意识,做到在操作农药时,遵守国家的有关规定,符合有关的安全操作规程,采取适当正确的保护措施。

## 一、农药中毒的分类

农药中毒分急性中毒和慢性中毒两类。

### 1. 急性中毒

一般指接触农药以后不到 4 小时发病的患者。急性中毒多半是误食了农药或是吃了被农药污染过的食物造成的,但也有的是因为身体的表皮有创伤,农药通过创伤的伤口进入神经或血液引起的。急性中毒的重要特征:突然头昏、眼花、多汗、恶心、呕吐,慢慢地出现腹痛、腹泻、瞳孔缩小。严重的患者昏迷、四肢抽搐、大小便失禁,查体可以发现肺水肿,严重者可致死亡。

### 2. 慢性中毒

病情发展缓慢,症状也比较轻一些。主要表现是头晕、精神不好、四肢无力、腹胀、多汗,偶尔也有肌束颤动和瞳孔缩小等症状。

## 二、引起农药中毒的途径

最容易接触农药的人员就是从事农药生产、运输、供销以及使用农药的人群。如果能够通过采取各种适当的保护措施尽可能地减少他们对农药的接触，就可避免或减少接触农药造成的危害。

### 1. 经过皮肤进入人体

农药必须进入人体内，才能引起对人体健康的危害。许多农药制剂（几乎所有的制剂）可经人体的皮肤进入体内而被吸收，并且对接触和使用农药的农民、技术人员、农药生产和经营人员来说，农药经过皮肤被吸收是最常见的吸收途径。

### 2. 经肺进入人体

若农药呈气体或蒸气悬浮于空气中，或农药颗粒悬浮于空气中时，可随呼吸的空气进入肺内。农药一旦进入肺内，可迅速被吸收。微细的农药粉尘或气溶胶能随呼吸空气进入肺内，但只有很细小的粒子才能达到肺泡内。当吸入雾时，经肺吸收的农药的量相对较少，因为雾滴太大，不能直接进入肺内。但雾滴可附着在鼻腔和喉部的湿润表面上，并被这些表面吸收，其结果与经皮吸收或吞入农药相同。

### 3. 经口进入人体

使用或接触农药的人（如农民、农业技术人员、农药经营或运输者）工作时间或工作后不洗手、不洗脸就吃东西、饮水或吸烟，都可能摄入农药。用盛放（贮存）过农药的无标签的容器（瓶子、盒子、桶等）作为水杯等的饮用水的容器或用于贮存、盛放食物，农药就很可能随饮水或食物进入饮用者或食用者体内。误将农药当做水或其他饮料饮用，即使从味觉便立刻分辨出来，其摄入量也可能是有危险的。将已用过的或空的农药容器随便放置，使儿童可能拿它们作玩具用，从而使其接触农药，进而经口进入体内。食用被农药污染了的食物或饮用被农药污染过的水，农药就会随之经口进入体内。需要指出的是,农药对人体毒害作用的大小主要是取决于被吸收的农药量的多少。

### 4.经伤口进入人体

农药接触皮肤时,经伤口、破裂皮肤和出疹皮肤的吸收量要大于经同样部位同样面积的完整皮肤的吸收量。因此,在接触农药时,对有伤口的皮肤部位要加以重点保护,应该用不透水的敷料遮盖伤口和出疹部位。每天工作之后将不透水敷料取下并换上透气的敷料。

## 三、农药中毒的症状

农药种类不同,对人体的器官、生理功能的影响也不同,有时差别也非常大,所以中毒症状和体征也不相同。了解不同农药的中毒症状对于对中毒人员的及时解救和治疗是非常有必要的。

### 1.有机磷农药中毒症状

有机磷农药是一类比其他种类农药更能引起严重中毒事故的农药,其导致中毒的原因是体内胆碱酯酶受抑制,影响人体内神经冲动的传递。这类化合物可能滞留在肠道或体脂中,再缓慢地吸收或释放出来。因此中毒症状的发作可能延缓,或者在治疗过程中症状有反复。

有机磷农药中毒症状一般在接触后半小时至 24 小时之间出现。开始的中毒症状是感觉不适、恶心、头痛、全身软弱和疲乏。随后发展为流口水(唾液分泌过多),并大量出汗,呕吐、腹部痉挛、腹泻瞳孔缩小、视觉模糊,肌肉抽搐、自发性收缩,手震颤,呼吸时伴有泡沫,患者可能阵发痉挛并进入昏迷。严重的可能导致死亡;轻的在一个月内恢复,一般无后遗症。

### 2.氨基甲酸酯类农药中毒症状

氨基甲酸酯类农药的中毒原因与有机磷农药相同,也是抑制人体内胆碱酯酶,从而影响人体内神经冲动的传递。但氨基甲酸酯类农药中毒的发病快而且恢复得也快得多。没有采取适当防护措施就施洒这类农药时,片刻后就会感到不适而停止工作。因为即刻终止了接触,患者会开始感到好转,但通过污染的衣服或皮肤继续吸收农药的情况除外。

氨基甲酸酯类农药的中毒症状在连续工作 3 小时后开始出现,开始的中毒症状为中毒者感觉不适并可能有呕吐、恶心、头痛、眩晕、疲乏和胸闷;以后患者开始大量出汗和流唾液(流口水),视觉模糊,肌肉自发性收缩、抽搐,心动过速或心动过缓,少数人可能出现阵发痉挛和昏迷。一般在 24 小时内完全恢复(极大剂量的中毒者除外),无后遗症和遗留残疾。

### 3. 有机氯农药中毒症状

有机氯农药中毒也很少见,因为大部分有较明显危害的有机氯农药已经于多年前被禁止销售了。其发生可能是因为重大污染,其性质可能为职业接触、事故或有意吞服。有机氯类农药的中毒是由于这类农药刺激中枢神经系统所引起的,一般在接触药剂后数小时发生,开始的症状表现为头痛和眩晕,出现忧虑烦恼、恐惧感,并可能情绪激动。以后可能有呕吐,四肢软弱无力,双手震颤、癫痫样发作,患者可能失去时间和空间的定向,随后可能有阵发痉挛。一般在 1~3 天内死亡或者恢复,恢复者无后遗症或永久性残疾。

### 4. 拟除虫菊酯类农药中毒症状

拟除虫菊酯类能经各种途径吸收。在喷施时不注意预防,或长时间穿着受浸渍的衣服以致全身有相当量的接触之后,才有中毒发生。动物中毒的症状是非特异性的,随所中毒的农药种类不同有震颤或舞蹈病样动作。

拟除虫菊脂类农药可以引起接触部位皮肤的感觉异常,特别是在前臂、面部和颈部。一般在首次接触药剂后数小时内,在接触部位的皮肤感到刺痛,在口、鼻周围最为明显。这种刺激是持续和不舒适的,但并非很痛苦,在刺痛部位没有红斑或刺激迹象。这种局部效应是由于受影响部位皮肤神经的不应期延长所导致的。引起这种效应的农药品种有程度上的差异，以溴氰菊酯最为严重。这种局部症状在停止接触药剂后（或彻底洗涤后）24小时内自行消失，也没有后遗症。

### 5. 杀鼠剂的中毒症状

杀鼠剂的中毒常为儿童的意外事故或成人有意或无意的吞服，经常为经口摄入，如果是在数小时内摄入的均须洗胃。不同类型的杀鼠剂所引起的中毒症状有很大的差别。

（1）抗凝血灭鼠剂。发病较缓慢，有血液不易凝结的种种体征，如易起紫斑，小损伤时就出血，或者无明显损伤时就有大关节的疼痛性肿胀。其中，以过量的华法林引起的症状最典型。

（2）维生素D衍化物。发病常缓慢，其中毒引起的症状是由于维生素D过量造成的。其症状包括食欲减退或丧失、恶心、呕吐、腹痛；头痛的部位有不寻常的分布，头颅后部（枕部）及头皮疼痛，而且有整个头皮过敏，随后神志恍惚错乱及丧失记忆。在动物中发现有骨化增生及与之有关的肾衰等症状。

（3）其他杀鼠剂。磷化锌具有腐蚀性，与酸作用产生磷化氢，引起恶心、口渴、胸闷、虚脱和肺水肿等症状。氟乙酸及其衍化物引起的中毒症状是非特异性的，但很严重，出现严重的癫痫与昏迷、兴奋与抑制相交替，心律不规则，并可伴有室颤和心脏骤停。氯醛糖类中毒症状为代谢减慢，体温减低。

## 四、发生农药中毒应采取的急救措施

由于不同农药的中毒作用机制不同，其中毒症状也有所不同，一般主要表现为头痛、头昏、全身不适、恶心、呕吐、呼吸障碍、心搏骤停、休克、昏迷、痉挛、烦躁不安、疼痛、肺水肿、脑水肿等，为了尽量减轻症状，减少死亡，必须及早、尽快、及时地采取急救措施。

 下篇：各种中毒的急救

### 1. 去除农药污染源

去除农药污染源，防止农药继续进入人体内，是急救中最先采取的措施。

（1）经皮肤吸收引起中毒者，应立即脱去被污染的衣裤，迅速用温水冲洗干净，或用肥皂水冲洗（敌百虫除外），或用 4% 碳酸氢钠溶液冲洗被污染的皮肤；若药液溅入眼内，立即用生理盐水冲洗 20 次以上，然后滴入 2% 可的松和 0.25% 氯霉素眼药水，疼痛加剧者，可滴入 1%～2% 普鲁卡因溶液，严重立即送医院治疗。

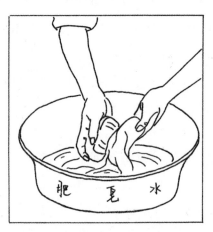

（2）经呼吸道吸入引起中毒者，立即将中毒者带离现场，移至空气新鲜的地方，并解开衣领、腰带，保持呼吸道畅通，除去义齿，注意保暖，严重者立即送医院治疗。

（3）经口引起中毒者，在昏迷不清醒时不得催吐，如神志清醒者，应及早催吐、洗胃、导泄或对症使用解毒剂。

第一，催吐。催吐是排除毒物很重要的方法。方法如下：先给中毒者喝 200～400 毫升水，然后用干净手指或筷子等刺激咽喉部位催吐；用 1% 硫酸铜液每 5 分钟一匙，连用 3 次；用浓食盐水、肥皂催吐（注意敌百虫中毒者不宜用肥皂水、碱水、苏打水催吐或洗胃）。砷中毒者用鲜羊血催吐。应注意，催吐必须在患者神志清醒时采用，当中毒者昏迷时，绝对不能采用，以免因呕吐物进入气管造成危险。呕吐物必须留下以备检验用。

第二，洗胃。在催吐后应早、快、彻底地进行洗胃，这是减少毒物在人体内存留的有效措施。洗胃前要去除义齿，根据不同的农药选用不同的洗胃液。应注意：若神志尚清醒者，自服清胃剂；神志不清者，应先气管插管，以保持呼吸畅通，要防胃液倒流入气管，在呼吸停止时，可进行人工呼吸抢救；抽搐者，应控制抽搐后再行洗胃；因误食腐蚀性农药中毒的不宜采用洗胃，可催吐后口服蛋清、氢氧化铝胶、牛奶等，以保护胃黏膜；严重的患者，不能插胃管，只能用手术剖腹造瘘洗胃，这是在万不得已时采用的。

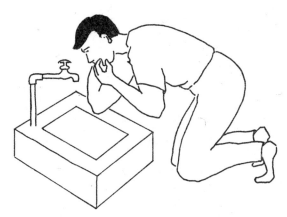

第三，导泄。毒物已进入肠内，只有用导泄的方法清除毒物。导泄剂一般不用油类泻药，尤其是以苯作溶剂的农药。导泄可用硫酸钠或硫酸镁 30 克，加水 200 毫升，一次服用，再多次饮水加快导泄。有机磷农药重度中毒，呼吸受到抑制时，不能用硫酸镁导泄，避免镁离子大量吸收加重了呼吸抑制。硫酸锌中毒也不能用硫酸镁。

### 2. 排出已吸收的农药及其代谢物

对于农药中毒者应该及早排出已吸收的农药及其代谢物，可采用吸氧、输液、透析等方法。

 下篇：各种中毒的急救

（1）吸氧：气体状或蒸气状的农药引起中毒，吸氧后可促使毒物从呼吸道排除出去。

（2）输液：在无肺水肿、脑水肿、心力衰竭等情况下，可输入10％或5％葡萄糖盐水等促进农药及其代谢物从肾脏排除出去。

（3）透析：采用结肠腹膜、肾透析等。

### 五、农药中毒的治疗措施

#### （一）及时服用解毒药

及时服用解毒药品，可使毒物对人体的症状减轻或消除。下面介绍几种常用的解毒剂。

##### 1. 胆碱酯酶复能剂

国内使用的胆碱酯酶复能剂有解磷定、氯解磷定、双复磷。这类解毒药能迅速复活被有机磷农药抑制的胆碱酯酶，对肌肉震颤、抽搐、呼吸麻痹有强有力的控制作用。它们只对有机磷的急性中毒有效，而对有机磷的慢性中毒、氨基甲酸酯类农药中毒无复能作用，对氨基甲酸酯类农药有副作用，对某些农药反而会增强抑制胆碱酯酶的活性，如对西维因农药中毒应禁止使用。

##### 2. 硫酸阿托品

用于急性有机磷农药中毒和氨基甲酸酯类农药中毒的解毒药物。

##### 3. 巯基类络合剂

这类药物对砷制剂、有机氯制剂中毒的解毒有效，也可用于有机锡、溴甲烷等农药中毒的解毒，常用的有二巯基丙磺酸钠、二巯丁二钠、二巯丙醇、巯乙胺等。

##### 4. 乙酰胺

它可使有机氟农药中毒后的潜伏期延长，症状减轻或制止发病，效果较好。

## (二)对症治疗

### 1. 对呼吸障碍者治疗

由有机磷农药中毒引起的呼吸困难、呼吸间断,可用阿托品、胆碱酯酶复能剂。如果中毒者呼吸停止,应立即进行吸氧,人工呼吸,在进行之前要清洁中毒者上呼吸道,保持通畅。

### 2. 对心搏骤停者的治疗

此症状很危险,直接危及患者生命,是发生在呼吸停止后或农药对心脏直接的毒性作用所致,所以要分秒必争地及时抢救。

### 3. 对休克的治疗

急性农药中毒或剧烈头痛均可引起休克。临床表现为全身急性衰竭、神情呆滞、体软、四肢发凉、脸色苍白、青紫、脉搏快而细、血压下降。急救休克者时,应使患者足高头低,注意保暖,必要时进行输血、吸氧和人工呼吸。

### 4. 对昏迷者的治疗

急救时将患者放平,头略向下垂,输氧,对症治疗。

### 5. 对痉挛者的治疗

缺氧引起的痉挛给予吸氧,其他中毒引起的痉挛可用水合氯醛灌肠或肌肉注射苯巴比妥钠。

### 6. 对烦躁不安者的治疗

用水合氯醛灌肠,服用醚缬草根滴剂,可缓解。

### 7. 对疼痛者的治疗

可服用镇痛剂止痛。

### 8. 对肺水肿者的治疗

吸氧,使用较大剂量肾上腺皮质激素、利尿剂、钙剂、抗菌剂及小量镇静剂。

### 9. 对脑水肿者的治疗

吸氧、头部用冰袋冷敷,用高渗葡萄糖、脱水剂、皮质激素、多种维生素等药物。

## 六、安全使用农药、预防农药中毒

(1)购买农药时,首先注意农药的包装,防止破漏,注意农药的品名、有效成分含量、出厂日期、使用说明等,鉴别不清和过期失效的农药不准使用。

(2)运输农药时,应先检查包装是否完整,发现有渗漏、破裂的,应用规定的材料重新包装后运输。

(3)农药不得与粮食、蔬菜、瓜果、食品、日用品等混载、混放,要有专人保管。

(4)高毒农药如甲基对硫磷、内吸磷、久效磷、甲胺磷、呋喃丹等,不准用于蔬菜、水果等作物,不准用于喷雾。含有甲胺磷、对硫磷、甲基对硫磷、久效磷、磷胺等5种高毒有机磷农药的混配制剂不得经营和使用。

(5)在农药使用时,配药人员要戴胶皮手套,严禁用手拌药。如包衣种子进行手撒或点种时,必须戴防护手套,以防皮肤吸收中毒,剩余的毒种应销毁,不准用作口粮或饲料。

(6)施药前仔细检查药械开关、接头、喷头,喷药过程中如发生堵塞时,绝对禁止用嘴吹吸喷头和滤网。

(7)盛过农药的包装物品,不准用于盛粮食、油、酒、水等食品和饲料,要集中处理。

(8)凡体弱多病者、患皮肤病或及其他疾病尚未恢复健康者、哺乳期、孕期、经期的妇女、皮肤损伤未愈者不得施药。

(9)施药人员在施药期间不得饮酒,施药时要戴防毒口罩,穿长袖上衣、长裤和鞋袜,在操作时禁止吸烟、喝酒、吃东西,被农药污染的衣服要及时换洗。

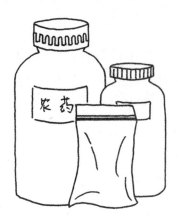

（10）施药人员每天施药时间不得超过 6 小时,使用背负式机动药械要两人轮流操作。连续施药 3～5 天后应休息 1 天。

（11）操作人员如有头痛、头昏、恶心、呕吐等症状时,应立即离开施药现场,换掉污染的衣服,并漱口,冲洗手、脸和其他暴露部位,及时到医院治疗。

## 急性有机磷农药中毒怎么办

有机磷农药是我国使用最广、用量最大的一类农药,对人畜有一定毒性,是我国城乡居民中导致急性中毒的主要化学毒物。常见的有敌敌畏、乐果、敌百虫、辛硫磷、甲胺磷、对硫磷、内吸磷、马拉硫磷、甲拌磷等。按其用途可分为有机磷杀虫剂、除草剂和杀菌剂。但大部分有机磷农药用作杀虫剂。因此,有机磷农药是我国农村最常见的中毒原因之一。

### 一、中毒机理

其主要毒理作用是抑制神经系统胆碱酯酶活性,使乙酰胆碱大量堆积,作用于效应细胞的胆碱能受体,产生相应的临床表现;此外,有机磷农药亦直接作用于胆碱能受体。

有机磷农药被吸收进入体内后,很快分布到胆碱能神经的神经突触和神经-肌肉接头部位,与胆碱酯酶结合形成磷酰化胆碱酯酶(中毒酶)。磷酰化胆碱酯酶失去水解乙酰胆碱的能力,导致乙酰胆碱在突触间隙大量积聚。积聚的乙酰胆碱对胆碱能受体产生过度激动,导致中枢和外周产生强烈的胆碱能效应,即有机磷农药的中毒症状:平滑肌收缩增强,腺体分泌增加,心脏收缩先增强后减弱,心率先快后慢,皮肤、内脏、肌肉的血管舒张,胃肠道及膀胱的括约肌松弛,肾上腺皮质激素分泌增加,骨骼肌兴奋性增高等。有机磷农药的作用机制,除上述胆碱酯酶抑制学说外,还有以下几种观点:有机磷还直接作用于胆碱能受体;直接损害神经元,造成中枢神经细胞死亡;抑制神经病靶酯酶,造成神经退行性疾病等。

### (一)胆碱酯酶

胆碱酯酶是一类糖蛋白,以多种同工酶形式存在于体内。一般可分为真性胆碱酯酶和假性胆碱酯酶。

### 1. 真性胆碱酯酶

真性胆碱酯酶也称乙酰胆碱酯酶,一般常简称为胆碱酯酶,主要存在于胆碱能神经末梢突触间隙,特别是运动神经终板突触后膜的皱褶中聚集较多;也存在于胆碱能神经元内和红细胞中。此酶对于生理浓度的乙酰胆碱作用最强,特异性也较高。一个酶分子可水解 $3 \times 10$ 分子乙酰胆碱。

### 2. 假性胆碱酯酶

假性胆碱酯酶广泛存在于神经胶质细胞、血浆、肝、肾、肠中。对 Ach 的特异性较低,假性胆碱酯酶可水解其他胆碱酯类,如琥珀胆碱。

### (二)乙酰胆碱受体乙酰胆碱受体

### 1. 毒蕈碱型受体(M 受体)

产生副交感神经兴奋效应,即心脏活动受到抑制,支气管胃肠平滑肌和膀胱逼尿肌收缩,消化腺分泌增加,瞳孔缩小等。

## 2. 烟碱型受体(N 受体)

$N_1$ 受体位于神经节突触后膜,可引起自主神经节的节后神经元兴奋,$N_2$ 受体位于骨骼肌终板膜,可引起运动终板电位,导致骨骼肌兴奋。

### (三)中毒酶的转归

#### 1. 自然转归

(1)自动活化:就是从磷酰化酶上自动脱落整个磷酰基,但速度极慢,需数小时或数十小时,有的中毒酶根本不能自动脱落。

(2)老化反应:就是脱落部分磷酰基团,仍无酶的活性,称酶老化反应。

#### 2. 人工转归

人工转归也称重活化反应,就是人工用药物的置换作用,使整个磷酰基脱落,恢复酶的活性,是治疗有机磷农药中毒的根本措施。

## 二、中毒表现

有机磷农药中毒可产生以下三个时相的临床表现。

### (一)急性胆碱能危象

急性胆碱能危象是急性有机磷农药中毒的主要表现,在中毒后立即出现以下中毒表现。

#### 1. 毒蕈碱(M)样症状

腺体分泌增加、平滑肌收缩及括约肌松弛。表现为多汗、流涎、流泪、流涕、多痰、肺部湿啰音、胸闷、气短、呼吸困难、瞳孔缩小、视物模糊、恶心、呕吐、腹痛、腹泻、肠鸣音亢进、大小便失禁。

#### 2. 烟碱(N)样症状

交感神经兴奋和肾上腺髓质分泌,表现为皮肤苍白、心率增快、血压升高。骨骼肌神经-肌肉接头阻断,表现为肌颤、肌无力、肌麻痹等,呼吸肌麻痹导致呼吸衰竭。

### 3. 中枢神经系统症状

轻者头晕、头痛、情绪不稳，重者抽搐、昏迷。严重者呼吸、循环中枢抑制而死亡。

### 4. 急性胆碱能危象的程度

(1)轻度中毒：头晕、头痛、恶心、呕吐、出汗、胸闷、视物模糊、无力等。瞳孔可能缩小。全血胆碱酯酶活力下降到正常值的70%～50%。

(2)中度中毒除上述中毒症状外，尚有肌束震颤、瞳孔缩小、轻度呼吸困难、大汗、流涎、腹痛、腹泻、步态蹒跚、神志清楚或模糊、血压可以升高。全血胆碱酯酶活力下降到正常值的30%～50%。

(3)重度中毒除中度中毒症状外，出现神志不清或昏迷，瞳孔如针尖大小，肺水肿，全身肌束震颤，大小便失禁，呼吸衰竭。全血胆碱酯酶活力下降到正常值的30%以下。

### (二)中间型综合征

因为其发生于中毒后24～96小时或2～7天，在胆碱能危象和迟发性多发性神经病之间，故称中间型综合征，但并非每个中毒者均发生。发病时胆碱能危象多已控制，表现以肌无力最为突出。涉及颈肌、肢体近端肌，重者累及呼吸肌。表现为：抬头困难、肩外展及屈髋困难；眼外展及眼球活动受限，眼睑下垂，睁眼困难，复视；颜面肌、咀嚼肌无力、声音嘶哑和吞咽困难；呼吸肌麻痹则有呼吸困难、频率减慢、胸廓运动幅度逐渐变浅，进行性缺氧致意识障碍、昏迷甚至死亡。在缺氧发生之前意识正常，无感觉障碍。全血或红细胞胆碱酯酶活性明显低于正常。一般持续2～20天，个别可长达1个月。主要见于经口中毒的重症患者，多见于倍硫磷、乐果、氧乐果等中毒。

### (三)迟发性多发性神经病

有机磷迟发性多发性神经病常在急性中毒恢复后1～2周开始发

病,首先累及感觉神经,逐渐发展至运动神经。开始多见于下肢远端部分,表现为趾端发麻、疼痛等,后逐渐向近端发展,疼痛加剧,脚不能着地,手不能触物。约 2 周后,疼痛减轻转为麻木,肢体开始无力,逐渐发展为弛缓性麻痹,出现足/腕下垂。少数发展为痉挛性麻痹,可伴有自主神经视物模糊功能障碍。恢复期一般约 0.5～2 年,少数患者遗留终身残废。在我国发病率最高的是甲胺磷中毒。

### 三、判断标准

具有以下情况可判断为急性有机磷农药中毒。

#### 1. 病史

有有机磷农药接触史,如喷洒农药、自服有机磷农药、进食受有机磷农药污染的食物等。

#### 2. 可出现毒蕈碱(M)样受体症状

恶心、呕吐、腹痛、腹泻、出汗、流涕、流涎;小便失禁、咳嗽、气促、口吐白沫、心跳减慢、瞳孔缩小。

#### 3. 可出现烟碱(N)样受体症状

面部、眼睑、舌、四肢及全身肌肉震颤,甚至发生肌肉强直,呼吸肌受累,可引起呼吸停止。

#### 4. 可出现中枢神经系统症状

头晕、头痛、乏力、共济失调、烦躁不安、谵妄、抽搐和昏迷。

#### 5. 可测定胆碱酯酶活力

轻度中毒全血胆碱酯酶活性一般为正常的 50%～70%,中度中毒为 30%～50%,重度中毒在 30% 以下。

 下篇：各种中毒的急救

## 四、急救与治疗

### (一)现场自救互救

#### 1. 迅速将患者脱离中毒现场,观察和稳定生命体征

(1)观察生命体征:包括血压、呼吸、脉搏、体温。

(2)对于生命体征不稳定者应做到以下几点。

◎ 保持气道通畅,以维护患者的自主呼吸。

◎ 吸氧,以保证机体的氧供。

#### 2. 保持呼吸道通畅以确保患者呼吸

(1)生命体征不稳定患者极易发生呼吸抑制,应确保呼吸道通畅。开放气道的方法:如发现患者呼吸窘迫或呼吸微弱,应采取下列方法之一保持呼吸道通畅。

◎ 仰面举颏法

a. 患者平卧。

b. 抢救者一手放在患者前额,用力向后压以使其头后仰,另一手的手指放颏部的下颌骨的下方,将颏部向前抬起,使气道开放。

◎ 托下颌法

a. 患者平卧。

b. 抢救者站在患者的头部方向。

c. 用双手从两侧抓住患者的下颌角并向上托起,使头略后仰,下颌骨前移,气道开放。

(2)清除口腔及鼻腔呕吐物:如患者出现呕吐应及时用手或相应器具彻底将口腔及鼻腔呕吐物清除干净。

#### 3. 清除各种途径进入体内的有机磷农药

(1)清洗:将中毒者移离染毒环境,脱去污染衣物,用肥皂及清水彻底清洗染毒的皮肤、甲下及毛发。经口中毒者先催吐后洗胃,常用洗胃

液为清水、3％～5％碳酸氢钠溶液（碱性液）与1∶5000高锰酸钾溶液（氧化剂）。对硫磷和马拉硫磷中毒禁用氧化剂；敌百虫中毒禁用碱性溶液。

◎ 脱离现场：迅速将患者抬移出现场，并脱去被污染的衣帽、鞋袜等。

◎ 冲洗：用微温水或肥皂水充分冲洗污染的皮肤、头面部等，注意保暖。

◎ 洗眼：眼睛用生理盐水冲洗，禁用热水或酒精冲洗，以免血管扩张增加毒物的吸收。催吐：一般情况不宜采用，但在边远地区或中毒现场，没有胃管洗胃条件，或短时间内不能转送到有条件的医院，如患者神志清醒，可以催吐，尽量将毒物吐出，减少吸收，但必须有人在身边监护，如神志不清，不宜催吐，因易误吸。洗胃：洗胃对口服中毒者尤为重要。有条件时可用2％碳酸氢钠溶液洗胃，敌百虫中毒禁用此药洗胃。或用1∶5000高锰酸钾液，反复洗胃直至水清为止。

**(二)送医院救治**

(1)拨打急救电话120。

(2)途中保持头偏向一侧，以免呕吐物吸入呼吸道。

## 氨基甲酸酯类农药中毒怎么办

氨基甲酸酯类杀虫剂主要用于防治家畜体外寄生虫及居室昆虫，具有杀虫谱广、高效、对人畜毒性低、在环境中易分解、体内无蓄积等特点，目前常用的有呋喃丹(克百威、虫螨威)、残杀效、抗虫牙威、速灭威、速死威、除螨威、苯醚威等。

### 一、中毒机理

同有机磷杀虫剂。

下篇：各种中毒的急救

**二、中毒表现**

与有机磷杀虫剂中毒相似,但其出现的症状较有机磷杀虫剂中毒急而重,但持续时间短,能较快恢复正常。

**1. 轻度中毒**

有头晕、头痛、胸闷、乏力、流涎、出汗、恶心、瞳孔缩小、腹痛、腹泻等。

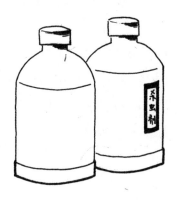

**2. 中度中毒**

上述症状加重,并可出现肌颤等。

**3. 重度中毒**

出现昏迷、肺水肿、脑水肿、肝肾功能损害、血压下降,严重者因呼吸衰竭而死亡。

**4. 局部损伤**

皮肤黏膜污染可引起局部烧灼痛、潮红、皮疹等;眼结膜污染可引起灼痛、流泪、视物模糊等。

**三、判断标准**

(1)有接触及服用氨基甲酸酯类农药的病史。

（2）具备以上表现。

（3）全血胆碱酯酶下降，呕吐物、清洗液或尿液中可测到相应毒物即可诊断，如尿中萘酚排出量可增多。

## 四、急救原则

同有机磷杀虫剂中毒。

## 五、急救方法

### 1. 清除毒物

同有机磷杀虫剂中毒。

### 2. 拮抗剂

（1）阿托品：首剂轻度1～2毫克，中度中毒5毫克，重度中毒10毫克，可重复注射达阿托品化后，迅速减量，防止过量，轻、中度中毒可以不阿托品化。

（2）东莨菪碱：同有机磷杀虫剂中毒。

（3）长托宁：同有机磷杀虫剂中毒。

### 3. 对症治疗

同有机磷杀虫剂中毒。

### 4. 禁用复能剂

胆碱酯酶复活剂对氨基甲酸酯类杀虫剂引起的胆碱酯酶抑制无复活作用，且易引起不良反应，故禁用。

## 拟除虫菊酯类农药中毒怎么办

拟除虫菊酯类农药是模仿天然除虫菊素的化学结构，由人工合成的一类农药。由于其杀虫谱广、效果好、低残留、无蓄积作用等优点，近30年来应用日益普遍,除防治农业害虫外,并在防治蔬菜、果树害虫等方面取得较好的效果,对蚊、蟑螂、头虱等害虫亦有相当满意的灭杀效果。由于其使用面积大,应用范围广、数量多,接触人群多,所以中毒病例屡有发生。拟除虫菊酯类主要有氯氰菊酯(灭百可)、溴氰菊酯(敌杀死)、杀灭菌脂(速灭杀丁)等。其对人类低毒,长时间皮肤吸收或口服可引起中毒。

## 一、中毒机理

拟除虫菊酯类农药的中毒机理,目前尚未完全阐明。神经膜离子通道闸门学说认为,拟除虫菊酯类能够选择性地减缓神经细胞膜钠离子的"M"通道闸门的关闭,使钠离子通道保持开放,去极化期延长,周围神经出现重复的动作电位,使感觉神经不断传入向心冲动,导致肌肉持续性收缩。由于细胞膜的通透性被扰乱,神经传导受到进一步抑制,也可引起神经系统以外的其他细胞、组织发生病变。另外,拟虫菊酯类还可直接作用于神经末梢和肾上腺皮质,使血糖、乳酸、肾上腺素和去甲肾上腺素含量增高,导致血管收缩、心律失常等。

## 二、判断标准

具有以下情况可判断为拟除虫菊酯类农药中毒。

### 1. 病史

有呼吸道、消化道或皮肤黏膜接触拟除虫菊酯类农药的病史。

### 2. 临床特征

以神经系统兴奋性增高为主要临床表现,如头晕、头痛、乏力、流涎、多汗、口唇及肢体麻木,重症者抽搐等症状。

### 3. 化验检查

一般化验检查无诊断意义,血液胆碱酯酶活性无变化。

### 4. 毒物检测

呕吐物、洗胃液、血、尿等毒物检测有助于确诊。

## 5. 鉴别诊断

与有机磷农药中毒鉴别,呕吐物及洗胃液无有机磷农药的蒜臭味,血液胆碱酯酶活性正常,此是拟除虫菊酯类农药中毒与有机磷中毒的主要区别。有抽搐者应与有机氯和有机氟农药(氟乙酰胺、氟乙酸钠)、杀鼠剂(毒鼠强、杀鼠嘧啶等)等中毒鉴别。

# 三、急救与治疗

## (一)现场自救互救

## 1. 监测并稳定生命体征以抢救生命

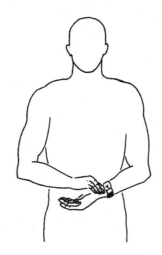

(1)监测生命体征:包括血压、呼吸、脉搏、体温。

(2)稳定生命体征

◎ 保持气道通畅、吸氧。

◎ 建立静脉通路。

◎ 保持血压、呼吸、脉搏、体温在正常范围。

### 2. 清除各种途径进入体内的毒物

(1)经皮肤接触而中毒者

◎ 用高岭土或滑石粉吸收残留药液。

◎ 再用肥皂水或 2‰硼酸水洗涤。

◎ 局部涂以凡士林或可的松软膏。

◎ 局部破损者,涂以 VitE 油剂。

(2)经呼吸道接触而中毒者

◎ 立即脱离中毒现场,进行吸氧。

◎ 有条件者,可用甲基胱氨酸雾化吸入 15～30 分钟。

(3)经消化道接触而中毒者

◎ 一般不宜进行催吐。

◎ 选择清水、2‰～4‰碳酸氢钠中的一种进行彻底洗胃(具体方法见有机磷杀虫剂中毒章节)。

◎ 用 20 克药用活性炭经胃管注入胃内进行吸附解毒。

### 3. 注意事项

(1)首先应去除污染的衣物;皮肤处理时先用肥皂水、碱性液体或大量清水冲洗;皮肤清洗之后,用凡士林或维生素 E 油剂,同时还要防晒。

(2)洗胃一般在中毒的 6 小时以内进行;用 2‰～4‰ $NaHCO_3$ 溶液或清水洗胃,不宜选用高锰酸钾溶液洗胃;洗胃时,应注意洗胃液的颜色及患者的反应,及时识别因洗胃引起的消化道出血;不强调导泻。

(3)眼部接触者,先用生理盐水或大量清水冲洗,然后用四环素可的松软膏滴眼。

### (二)送医院救治

(1)拨打急救电话 120。

(2)自行送达医院要途中保持头偏向一侧体位。

# 杀虫脒农药中毒怎么办

杀虫脒是一种高效、广谱、低毒及残留毒性小的杀虫剂。对有机磷、有机氯和氨基甲酸酯类杀虫剂有抗药性的虫类，本品均有效。目前已大量推广应用于防治水稻螟虫和棉铃虫，故中毒时有发生。

## 一、中毒机制

杀虫脒经皮肤、呼吸道、消化道进入机体后很快吸收，主要分布在肝、肾、肺、脑等器官，代谢迅速，其代谢产物N-甲酰基氯邻甲苯胺和4-氯磷甲苯胺为有毒物质。毒物进入机体后以原形及其代谢产物随尿和粪便排出（24小时排出85%），少部分从胆汁和乳汁排出，体内基本无积蓄。中毒机制：①能使体内正常Hb氧化成高铁Hb，使之失去携带氧的能力，导致组织缺氧；②其化学结构类似于利多卡因，故有抑制心肌收缩和血管运动中枢的作用，使血压下降甚至休克；③经肾脏排出，可损害泌尿系统黏膜，造成出血性膀胱炎；④抑制单胺氧化酶活性，导致脑内5-羟色胺浓度增高，加之脑组织缺氧，脑血管麻痹扩张，通透性增加，造成脑水肿、颅内压增高等症状。

## 二、判断标准

### （一）病史

有杀虫脒农药接触史。

### （二）中毒表现

本类农药如经皮肤和呼吸道中毒者，于2～4小时发病，口服中毒者在0.5～1小时发病。中毒后突出表现为嗜睡、发绀、出血性膀胱炎三大综合征。

### 1. 神经系统

开始有头痛、头晕、乏力、肌肉酸痛、肢体麻木及眩晕等,继而出现视物模糊、步态不稳、肌肉震颤、癔症样抽搐、嗜睡及昏迷等,其中以嗜睡尤为突出。重症可出现叹气样呼吸或呼吸暂停等。

### 2. 发绀

发绀主要因高铁 Hb 所致,以口唇、鼻尖、四肢末端比较明显,不伴有气促为其中毒特点之一。发绀程度与中毒剂量成正比。

### 3. 泌尿系统

多于中毒后 24～48 小时出现尿急、尿频、尿痛等膀胱刺激症状及肉眼血尿等。

### 4. 循环系统

可有心率缓慢、心音低钝、心源性休克、心力衰竭及肺水肿。ECG 有 Q-T 间期延长,ST 段及 T 波改变,多为可逆性损害,一般在 5～15 天内恢复。

### 5. 消化系统

有恶心、呕吐、厌食,少数病例出现上消化道出血及一过性肝功能异常。

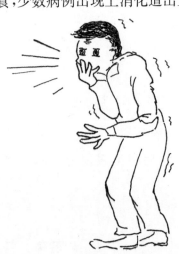

### 6. 局部症状

严重皮肤污染者,可出现麻木、烧灼、疼痛、充血、丘疹等刺激症状。

## 三、急救与治疗

### (一)现场自救互救

### 1. 监测并稳定生命体征以抢救生命

(1)监测生命体征:包括血压、呼吸、脉搏、体温。

(2)稳定生命体征:①保持气道通畅、吸氧;②建立静脉通路;③保持血压、呼吸、脉搏、体温在正常范围。

### 2. 清除各种途径进入体内的有机氮

(1)经皮肤接触而中毒者:用肥皂水或 3‰～5‰ 硫代硫酸钠溶液清洗皮肤,冲洗黏膜。眼部接触者不宜用 2‰ 硼酸水冲洗。

(2)经消化道接触而中毒者:①选择清水、2‰ 碳酸氢钠、0.005‰ 高锰酸钾溶液中的一种进行彻底洗胃(具体方法见有机磷杀虫剂中毒章节);②洗胃后用 50‰ 硫酸钠 15～30 克进行导泻,然后用 20 克吸附解毒剂经胃管注入胃内进行吸附解毒;③吸附解毒剂的组成:药用活性炭:氧化镁:鞣酸=1:1:1,共 20 克混合而成;④经呼吸道接触而中毒者:立即脱离中毒现场,进行吸氧。

### (二)送医院救治

(1)拨打急救电话 120。
(2)自行送医院途中保持头偏向一侧体位。

## 毒鼠强中毒怎么办

毒鼠强化学名为四亚甲基二砜四胺,属惊厥型剧毒杀鼠剂,毒性剧烈。毒鼠强为白色轻质粉末,无味,食后可经消化道、呼吸道吸收而引起中毒。近年来毒鼠强中毒呈大幅度上升,对人的生命造成很大的威胁。毒鼠强系神经毒性灭鼠剂,具有强烈的脑干刺激作用,强烈的致惊厥作用。进入机体主要作用于神经系统、消化系统和循环系统。临床表现为强直性、阵发性抽搐,伴神志丧失、口吐白沫、全身发绀、类似癫痫发作持续状态,并可伴有精神症状,严重中毒者抽搐频繁,几乎无间歇,甚至角弓反张。中毒者可因剧烈的强直性惊厥导致呼吸衰竭而死亡。

## 一、判断标准

具有以下情况可判断为毒鼠强中毒。

### 1. 毒物接触病史

毒鼠强可经消化道及呼吸道吸收。临床多因误食含毒鼠强制作的杀鼠饵料和被毒鼠强污染的食物引起中毒,可以造成二次中毒,但不易经完整的皮肤吸收。

### 2. 潜伏期

接触毒鼠强后 10～30 分钟,亦有长达 10 余小时发病;发病后,若不及时抢救,多在 2 小时内死亡。

### 3. 临床表现

(1)神经系统:首发症状有头痛、头昏、无力,可出现口唇麻木、醉酒感。严重者迅速出现神志模糊、躁动不安、四肢抽搐,继而阵发性强直性抽搐,每次持续约 1～6 分钟,多自行停止,间隔数分钟后再次发作。可因剧烈抽搐、昏迷、强直性痉挛,导致呼吸衰竭死亡。可伴有口吐白沫、小便失禁等。

(2)消化系统:恶心、呕吐,伴有上腹部烧灼感和腹痛。个别有腹泻,严重者有呕血。

(3)循环系统:一般有心悸、胸闷等。病后 18 小时内半数病例出现窦性心动过缓,可至 30 次/分钟,少数呈窦性心动过速,个别可见期前收缩。

## 二、急救与治疗

### （一）现场救治

#### 1. 监测并稳定生命体征

（1）监测生命体征：包括血压、呼吸、脉搏、体温。

（2）稳定生命体征：保持气道通畅、吸氧；建立静脉通路；保持血压、呼吸、脉搏、体温在正常范围。

#### 2. 注意事项

（1）人口服毒鼠强中毒后于数分钟到半小时内发病，若不及时抢救，多于 2 小时内死亡。毒鼠强排泄缓慢，可致二次中毒。最长者 6 个月后尿中才测不到毒鼠强。

（2）脱离中毒现场及清除各种途径进入体内的毒鼠强。毒鼠强中毒目前尚无特异性解毒剂，一旦发现应及时脱离现场及采取清除毒物的措施。

◎ 经消化道接触而中毒者：选择清水、生理盐水、1：5000 高锰酸钾溶液、2％碳酸氢钠溶液反复彻底洗胃（具体方法见有机磷杀虫剂中毒章节）；洗胃后，用 50％硫酸镁 15～30 克进行导泻，然后用 50 克药用活性炭视物模糊经胃管注入胃内吸附残留的毒物。

◎ 经呼吸道接触而中毒者：立即脱离中毒现场，将患者转移至通风安全处，若有条件进行吸氧。

### （二）医院救治

送医院救治方法同前。

## 敌鼠中毒怎么办

敌鼠又名双苯杀鼠酮，无臭，黄色结晶，不溶于水，其钠盐溶于热水，名敌鼠钠盐。目前产品有 1‰ 敌鼠粉剂及 1‰ 敌鼠钠盐。敌鼠及其钠盐为抗凝血杀鼠剂,属高毒性。在体内它竞争性抑制维生素 K,从而影响凝血酶原和凝血因子的合成,使出、凝血时间延长;并可直接损伤毛细血管壁,使管壁通透性和脆性增高,因之可致出血。

## 一、判断标准

具有以下情况可判断为敌鼠中毒。

### 1. 毒物接触病史

临床多因误食含敌鼠制作的杀鼠饵料引起中毒。

### 2. 潜伏期

接触敌鼠后,3～4 天才开始发病。

### 3. 临床特点

恶心、呕吐、腹痛,继而发生广泛性出血(可出现血尿、鼻出血、齿龈出血、消化道出血、皮肤紫癜等)倾向为抗凝血类杀鼠剂中毒的特征。

## 二、急救与治疗

### (一)现场救治

### 1. 监测并稳定生命体征。

(1)监测生命体征:包括血压、呼吸、脉搏、体温。

(2)稳定生命体征

◎ 保持气道通畅、吸氧。

◎ 保持血压、呼吸、脉搏、体温在正常范围。

(3)敌鼠的代谢特点以及中毒的临床表现特点:在体内,敌鼠竞争性抑制维生素 K,从而影响凝血酶原和凝血因子的合成,使出、凝血时间延长;并可直接损伤毛细血管壁,使管壁通透性和脆性增高,导致出血。人口服 0.16 克以上可发生中毒。

## 2. 清除消化道毒物

（1）立即催吐：用筷子或汤匙压患者舌根部引吐。吐后灌一大杯温开水再次引吐，反复进行，直到胃内容物全部吐出。

（2）洗胃：选择清水、生理盐水、1∶5000 高锰酸钾溶液反复彻底洗胃（具体方法见有机磷农药中毒章节）。

（3）导泻：洗胃后用硫酸钠 15～30 克进行导泻，然后用 50 克药用活性炭经胃管注入胃内吸附残留的毒物。

## （二）送医院救治

方法同前。

## 百草枯中毒怎么办

百草枯又名可芜踪、对草快，为联吡啶类除草剂，属中等毒类。发病机制目前尚不够清楚，一般认为百草枯为一种电子受体，进入人体后可活化产生大量自由基，造成组织细胞损害，肺是其主要靶器官。人口服致死量约为 14 毫克/千克，严重中毒者死亡率高达 60%～80%，幸存者也常遗留严重的肺纤维化，预后不良。

## 一、中毒机理

百草枯可经皮肤、呼吸道、消化道吸收，吸收后通过血液循环几乎分布于所有的组织器官，肺中浓度较高，肺纤维化常在第 5～9 天发生，2～3 周达到高峰，最终因肺纤维化呼吸窘迫综合征死亡。中毒机理与超氧离子的产生有关，急性中毒主要以肺水肿、肺出血、肺纤维化和肝、肾损害为主要表现。吸收后主要蓄积于肺组织，被肺泡Ⅰ、Ⅱ型细胞主动摄取和转运，经线粒体还原酶Ⅱ、细胞色素 C 还原酶催化，产生超氧化物阴离子、羟自由基（OH−）过氧化氢（$H_2O_2$）等，引起细胞膜酯质过氧化，造成细胞破坏，导致多系统损害。

下篇：各种中毒的急救

## 二、判断标准

具有以下情况可判断为百草枯中毒。

### 1. 毒物接触病史

百草枯可经皮肤、消化道及呼吸道吸收。主要经消化道吸收引起中毒。

### 2. 临床特点

多脏器损伤和衰竭,最常见为肺、肝、肾损伤。总体死亡率达 75%～95% 左右,死亡原因主要是呼吸衰竭。

### 3. 临床表现

(1)局部刺激反应:皮肤接触部位发生接触性皮炎、皮肤灼伤,高浓度污染指甲,指甲可出现白点、横断、脱落;眼部接触可引起结膜和角膜灼伤,并形成溃疡;呼吸道吸入后,鼻、喉产生刺激症状,鼻出血等。

(2)经口吞服后,出现口、咽喉烧伤感,口腔黏膜糜烂,恶心,呕吐,腹痛,腹泻,甚至呕血,便血,胃穿孔等。重症患者有肝区疼痛、肝大、触痛、黄疸及肝功能异常。

◎ 肺:肺部病变最突出,而且严重。患者诉胸闷、咳嗽,出现进行性呼吸困难和发绀。两肺可闻及干、湿啰音。严重中毒者,24 小时内出现肺水肿、肺出血,1～3 天内可因急性呼吸窘迫综合征死亡。一些患者急性中毒控制后1～2 周内发生肺间质纤维化,呼吸窘迫又现,并进行性加重,以致呼吸衰竭死亡。

◎ 泌尿系统:中毒患者可出现尿频、尿急、尿痛等膀胱刺激症状,及尿常规异常,甚至发生急性肾衰竭。

◎ 其他:可发生中毒心肌炎、精神神经症状(抽搐、昏迷),个别患者发生高铁血红蛋白血症。

## 三、急救与治疗

### （一）现场救治

百草枯中毒无特效解毒剂，早期应采取一切措施阻止其继续吸收，防止肺纤维化发生。

#### 1. 经皮肤接触而中毒者

（1）皮肤污染者用肥皂水彻底清洗。

（2）眼部受污染者立即用清水冲洗不少于 15 分钟。

#### 2. 经呼吸道接触而中毒者

（1）立即脱离中毒现场，但严禁吸氧。

（2）更换衣服。

#### 3. 经消化道接触而中毒者

（1）刺激咽喉部催吐。

（2）选择肥皂水或 2％碳酸氢钠水反复灌洗，进行彻底洗胃（具体方法见有机磷农药中毒章节）；紧急情况下，若无法得到肥皂水，也可选用泥水纱布过滤后洗胃。

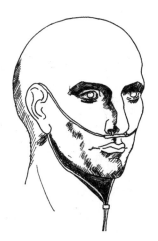

（3）口服吸附剂和泻剂：吸附剂和泻剂的使用非常重要。常用20%漂白土悬液300毫升（若无白陶土亦可用普通黏土用纱布过滤服用泥水）或药用活性炭60克，加20%甘露醇100～150毫升或硫酸镁15克，每2～3小时一次交替使用，持续一周。

### （二）送医院救治

方法同前。

### （三）预防

百草枯中毒无特效疗法，一旦中毒死亡率高，因此预防尤为重要。

（1）严格执行农药管理的有关规定，实行生产许可和销售专营制度，避免农药扩散和随意购买。

（2）开展安全使用农药教育，提高防毒能力。

（3）改进生产工艺和喷洒装备，防止跑、冒、滴、漏。

（4）遵守安全操作规程，如站在上风向退行喷洒，穿长衣长裤，戴防护眼镜，使用塑料薄膜围裙，一旦皮肤受到污染应及时清洗。

（5）严格管理，避免药品流失，个人不存药：在药液中加入警告色、恶臭剂或催吐剂等以防误服。

## 氟乙酰胺中毒怎么办

氟乙酰胺为有机氟内吸性杀虫剂，为白色针状结晶，无味，无臭，易溶于水及有机溶剂，不溶于脂类溶剂。它可经消化道、皮肤、呼吸道吸收。在体内代谢排泄缓慢，易致蓄积中毒。急性中毒多因误服或误食由本品毒死的畜肉所致，属高毒类农药。

### 一、中毒机理

氟乙酰胺是一种高效剧毒的有机氟杀虫剂，发病潜伏期1～15小时，进入人体内立即脱胺形成氟乙酸，与血中钙离子结合形成氟乙酸钙，导致血中钙离子浓度下降,神经肌肉兴奋性增高,引起反复抽搐;与血红蛋白结合成氟血红蛋白,引起组织缺氧,心肌损害,ECG 异常;与细胞内线粒体的辅酶 A 结合,形成氟乙酰辅酶 A,活化乙酰基,在缩合酶的作用下,与草酰乙酸合成氟柠檬酸,抑制乌头酸酶,阻断三羧酸循环中柠檬酸的氧化,使其在体内大量蓄积,作用于中枢神经系统引起抽搐、昏迷,而柠檬酸的蓄积,影响丙酮酸代谢,阻碍细胞的正常氧化和磷酸化,最终加重神经系统及心脏的损害,出现呼吸衰竭、心律失常、心力衰竭,甚至死亡。

## 二、判断标准

氟乙酰胺中毒快,潜伏期短,死亡率高,早期做出诊断甚为重要。氟乙酰胺中毒多为食用中毒死亡的禽、畜肉、被人故意投毒等情形。具有以下情况可判断为氟乙酰胺中毒。

### 1. 病史

有呼吸道、皮肤、消化道接触氟乙酰胺,或者进食不明来历食物的病史;共同进食者同时出现同样的临床情况。

### 2. 潜伏期

一般为 10~15 小时,严重中毒病例可在 30 分钟至 1 小时内发病。

### 3. 神经系统

神经系统症状是最早,也是最主要的表现。有头痛、头晕、无力、四肢麻木、易激动、肌束震颤等。典型表现可出现不同程度的意识障碍及全身阵发性、强直性抽搐,反复发作,常导致呼吸衰竭而死。部分患者可有谵妄、语无伦次。

### 4. 心血管系统

早期表现有心慌、心动过速等。严重者有心肌损害、心律失常,甚至心室颤动、血压下降。心电图显示 Q-T 间期延长,ST-T 改变。

 下篇:各种中毒的急救

### 5. 消化系统

口服中毒者常有恶心、呕吐,可出现血性呕出物、食欲不振、流涎、口渴、上腹部烧灼感。

### 6. 呼吸系统

呼吸道分泌物增多、呼吸困难。

## 三、急救与治疗

### (一)院前救治

### 1. 监测并稳定生命体征

(1)监测生命体征:包括血压、呼吸、脉搏、体温等。

(2)稳定生命体征

◎ 保持气道通畅、吸氧。

◎ 建立静脉通路。

(3)保持血压、呼吸、脉搏、体温在正常范围。

### 2. 清除各种途径进入体内的氟乙酰胺

(1)经皮肤接触中毒者

◎ 更换被污染的衣物。

◎ 清水反复冲洗皮肤至少3遍。

◎ 清洗皮肤不宜用2%硼酸液或3%~5%硫代硫酸钠液。

(2)经消化道接触而中毒者。

◎ 浓盐水或1%硫酸铜催吐。

◎ 选择清水进行彻底洗胃;也可选用1:5000高锰酸钾溶液洗胃;一般不用碳酸氢钠(具体方法见有机磷杀虫剂中毒章节)。

◎ 洗胃后,服用氢氧化铝凝胶或鸡蛋清、牛奶进行胃黏膜保护。

◎ 也可用20%硫酸镁加药用活性炭导泻。

(3)经呼吸道接触中毒者:立即脱离中毒现场。

### (二)送医院救治

医院救治原则主要有以下几点。

(1)交接患者收入住院。

(2)继续洗胃、导泻以防现场洗胃不彻底。

(3)应用解毒药物及对症支持治疗。

## 沥青中毒怎么办

沥青一般分为天然沥青、石油沥青、页岩沥青和煤焦油沥青四种。沥青中毒以煤焦油沥青毒性最大,因直接接触受到阳光照射的沥青易产生过敏,接触了它的尘粉或烟雾易造成中毒。

### 一、中毒表现

局部皮损主要表现为皮炎、毛囊口角化、黑头粉刺及痤疮样损害、色素沉着、赘生物等,也可出现咳嗽、胸闷、恶心等全身症状,还可见流泪、畏光、异物感及鼻咽部灼热干燥、咽炎等症状。

### 二、急救措施

(1)对沥青中毒者应撤离沥青现场,避免阳光照射,对出现皮炎者可内服抗组织胺药物或静脉注射葡萄糖酸、钙、维生素 C 及硫代硫酸钠等,局部视皮损程度对症处理,如皮炎平外擦。

(2)对毛囊性损害可外擦 5％硫黄炉甘石水粉剂或乳剂。

(3)有色素沉着者可外擦 3％氢醌霜或 5％氧化氨基汞软膏。对赘生物可不处理或手术切除。

(4)对全身及眼、鼻、咽部症状可对症适当处理。

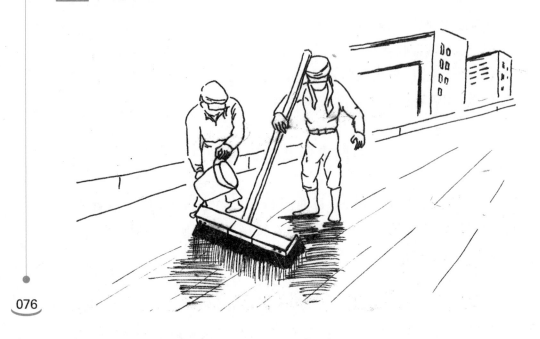

## 有机溶剂中毒怎么办

### 一、有机溶剂的概念

有机溶剂是指能溶解油脂、蜡、树脂、橡胶和燃料等物质的有机化合物。工业生产中经常应用的有机溶剂约有百余种。如苯、甲苯、二甲苯、乙苯、苯乙烯、环己烷、环己酮、氯苯、二氯甲烷、四氯化碳、汽油、煤油、甲醇、乙醇、醋酸乙酯、醋酸丁酯、丙酮、二甲基乙酰胺、二硫化碳等。

有机溶剂的种类多，用途广，可以用为化学工业的基本原料或是重要的中间产物。除做溶剂以外，还可作为燃料、萃取剂、麻醉剂、稀释剂、清洁剂以及灭火剂等。几乎各种类型的工业都可接触到有机溶剂。使用最多的行业是涂料工业、化学工业、橡胶工业、机械制造、汽车制造、印刷业、制鞋业、皮革业、塑料工业、医药卫生以及生活服务方面的洗染业等。

## 二、中毒机理

有机溶剂具有脂溶性,因此除经呼吸道和消化道进入机体内外,尚可经完整的皮肤迅速吸收,有机溶剂吸收入人体后,将作用于富含脂类物质的神经、血液系统,以及肝、肾等实质脏器,同时对皮肤和黏膜也有一定的刺激性。不同有机溶剂其作用的主要靶器官和作用的强弱也不同,这决定于每一种有机溶剂的化学结构、溶解度、接触浓度和时间以及机体的敏感性。

### 1. 神经毒性

有机溶剂对神经系统的损害大致有三种类型。

(1)中毒性神经衰弱和自主神经视物模糊功能紊乱:患者可有头晕、头痛、失眠、多梦、嗜睡、无力、记忆力减退、食欲不振、消瘦、多汗、情绪不稳定,心跳加速或减慢、血压波动以及皮肤温度下降或双侧肢体温度不对称等表现。

(2)中毒性末梢神经炎:大部分表现为感觉型,其次为混合型。可有肢端麻木、感觉减退、刺痛、四肢无力、肌肉萎缩等表现。

(3)中毒性脑病:比较少见,见于二硫化碳、苯、汽油等有机溶剂的严重急、慢性中毒。

### 2. 血液毒性

以芳香烃,特别是苯最常见。苯达到一定剂量即可抑制骨髓造血功能,往往先有白细胞减少,以后血小板减少,最后红细胞减少,成为全血细胞减少。个别接触苯的敏感者,可发生白血病。

### 3. 肝、肾毒性

肝、肾毒性多见于氯代烃类有机溶剂,如氯仿、四氯化碳、三氯乙烯、四氯乙烯、三氯丙烷、二氯乙烷等中毒。中毒性肝炎的病理改变主要是脂肪肝和肝细胞坏死。临床上可有肝区痛、食欲不振、无力、消瘦、肝大、脾大、肝功能异常等表现。有机溶剂引起的肾损害多见为肾小管型，产生蛋白尿，肾功能呈进行性减退。

### 4. 皮肤黏膜刺激

多数有机溶剂均有程度不等的皮肤黏膜刺激作用，但以酮类和酯类为主。可引起呼吸道炎症、支气管哮喘、接触性和过敏性皮炎、湿疹、结膜炎等。

## 三、判断标准

### 1. 病史

有机溶剂接触史。

### 2. 临床表现

根据接触的时间长短和吸收的量表现出轻重不等，主要有头晕、头痛、失眠、嗜睡、无力、记忆力减退、食欲不振、情绪不稳定、心跳加速或减慢、肢端麻木、感觉减退、刺痛、四肢无力、食欲不振、肝大、脾大、支气管哮喘、过敏性皮炎、湿疹、结膜炎等。化验检查有全血细胞减少，肝功能异常，为肾小管型，蛋白尿，肾功能呈进行性减退等。短时间内若吸收大量有机溶剂可导致患者窒息和心搏骤停。

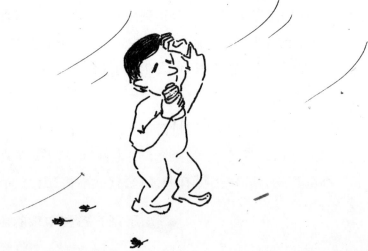

#### 四、现场救治

发生中毒后要迅速将患者移到空气新鲜的地方。要迅速查清毒物，到医院进行后续治疗。有密切毒物接触史者，应严密观察，卧床休息，防止发病。具体救治措施如下。

（1）立即将患者移到空气新鲜的地方，喝大量的水稀释毒素，然后催吐、洗胃、导泻、吸痰，彻底清除体内残留物。

（2）脱去污染衣服，用流动的清水或肥皂水冲洗身体，特别是曾经裸露的部分。眼内污染者，用清水至少持续冲洗 10 分钟。

（3）对呼吸、心跳停止者立即施行人工呼吸和胸外心脏按压，有条件的可肌内注射呼吸兴奋剂等。

（4）立即拨打 120 电话呼救，迅速送往医院抢救和进行后续治疗。

## 甲醇中毒怎么办

甲醇又称木醇、木酒精，为无色、透明、略有乙醇味的液体，是工业酒精的主要成分之一。摄入甲醇 5～10 毫升就可引起中毒，30 毫升可致死。甲醇对人体的作用是由甲醇本身及其代谢产物甲醛和甲酸引起的，主要特征是以中枢神经系统损伤、眼部损伤及代谢性酸中毒为主，造成中毒的原因多是饮用了含有甲醇的工业酒精或用其勾兑成的"散装白酒"。

#### 一、判断标准

具有以下情况可判断为急性甲醇中毒。

#### 1. 病史

主要是误服甲醇或吸入甲醇蒸汽，饮用假酒和劣质酒病史。

### 2. 潜伏期

口服为 8～36 小时,吸入者为 24～96 小时或更长。

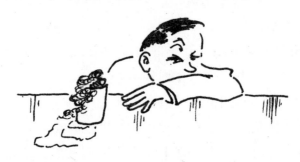

### 3. 急性甲醇中毒临床表现

(1)轻度中毒时,患者可呈醉酒状态,有头痛、头晕、乏力、兴奋、失眠、步态不稳、共济失调等症状。

(2)中度中毒者恶心、呕吐、腹痛、腹泻,可并发肝炎和胰腺炎,出现幻觉、幻视、视物模糊、四肢厥冷等症状。

(3)重度中毒者,可有面色苍白、发绀、呼吸和脉搏加快、出冷汗、意识模糊、谵妄、昏迷、休克,最后因呼吸和循环衰竭而死亡。

(4)甲醇中毒的突出症状是视神经的损害,如复视、畏光、眼球疼痛、瞳孔扩大、光反应迟钝或消失、视网膜炎、视网膜水肿、充血或出血、球后视神经炎,严重者可因视神经萎缩而导致失明。精神症状可有多疑、恐惧、狂躁、幻觉、淡漠、抑郁等。

## 二、急救与治疗

### (一)现场救治

现场救治主要为脱离中毒现场及清除毒物,具体措施如下。

(1)吸入中毒患者应首先脱离中毒现场,并转移至通风、安全之处。

（2）口服中毒患者宜及时催吐、洗胃处理

◎ 催吐。

◎ 洗胃：应在服甲醇后的 6 小时内，尽早用清水或 1％碳酸氢钠洗胃。详见有机磷农药中毒章节。

根据 1996 年 9 月卫生部会同质检、工商等 7 部门下发的《关于加强甲醇及非食用酒精产品管理的通知》要求，各类甲醇和工业酒精生产、经销单位必须把甲醇作为一种特殊有毒有害化学品实施严格管理，确保甲醇产品按国家有关规定进行生产、销售和使用，严禁其以任何方式流入食用品市场；工业酒精和其他非食用酒精必须按标准和要求在包装容器上注有"不得食用"的警示标志。

## （二）送医院救治

方法同前。

## 煤油中毒怎么办

煤油为无色或淡黄色、具臭味的液体。其主要成分为 $C_{10} \sim C_{16}$ 烷烃，还含有少量芳香烃、不饱和烃、环烃及其他杂质。毒性属微毒到低毒，主要有麻醉和刺激作用。吸入气溶胶或雾滴引起呼吸道黏膜刺激。煤油不易经完整的皮肤吸收。口服煤油时可因同时呛入液态煤油进入呼吸道引起化学性肺炎。

## 一、临床表现

吸入高浓度煤油蒸汽后，会出现乏力、头痛、酒醉感、神志恍惚、肌肉震颤、共济运动失调；严重者出现定向力障碍、谵妄、意识模糊等；还可引起眼及上呼吸道刺激症状；口服引起口腔、咽喉和胃肠道刺激症状。

 下篇：各种中毒的急救

081

## 二、急救与治疗

(1)皮肤接触者要脱去染污的衣物,用肥皂水或清水清洗皮肤。

(2)眼睛溅入者,要立即翻开上下眼睑,用流动水或生理盐水冲洗至少20分钟。

(3)大量呼吸道吸入者要迅速脱离现场至空气新鲜处。

(4)误服者可口服药用活性炭100克或饮牛奶,不要催吐。出现中毒症状者要及时到医院就诊。

## 三、预防

注意个体防护措施,避免长时间接触高浓度的煤油。

## 汽油中毒怎么办

汽油为易挥发性液体,常在生产、运输、贮存、使用过程吸入蒸汽而中毒,也有误服中毒者。严重者可致人死亡。

## 一、中毒机理

汽油为麻醉性毒物,主要作用于中枢神经系统,引起神经功能紊乱,低浓度引起人体条件反射的改变,高浓度可致人体呼吸中枢的麻痹。并且汽油在体内对脂肪代谢有特殊作用,引起神经细胞内类脂质平衡失调,血中脂肪含量波动及胆固醇磷脂的改变。劳动环境的高温,加速汽油蒸发,使毒性增加,汽油与一氧化碳同时进入人体,人直接吸入液态汽油引起的中毒死亡病例尸检见有肺水肿、渗出性支气管炎,并有肺淤血等损伤。

## 二、判断标准

根据短时间吸入高浓度汽油蒸汽或长期吸入汽油蒸汽以及皮肤接

触汽油的职业史,出现以中枢神经或周围神经受损为主的表现,结合现场卫生学调查和空气中汽油浓度的测定,并排除其他病因引起的类似疾病后,方可诊断。

### (一)急性中毒

#### 1. 轻度中毒

下列条件之一者即可诊断。

(1)头痛头晕、恶心、呕吐、步态不稳、视物模糊、烦躁。

(2)情绪反应。

(3)轻度意识障碍。

#### 2. 重度中毒

下列条件之一者即可诊断。

(1)中度或重度意识障碍。

(2)化学性肺炎。

(3)反射性呼吸停止。

#### 3. 吸入性肺炎

下列表现之一者即可诊断。

(1)剧烈咳嗽、胸痛、咯血、发热、呼吸困难、发绀及肺部啰音。

(2)X 线检查肺部可见片状或致密团块阴影,白细胞总数及中性粒细胞可增加。

### (二)慢性中毒

#### 1. 轻度中毒

下列条件之一者即可诊断。

(1)四肢远端麻木,出现手套、袜套样分布的痛、触觉减退。伴有跟腱反射减弱。

(2)神经—肌电图显示有神经源性损害。

### 2. 中度中毒

除上述表现,有下列条件之一者即可诊断。

(1)四肢肌力减弱至 3 度以下,常有跟腱反射消失。

(2)四肢远端肌肉萎缩。

### 3. 重度中毒

下列条件之一者即可诊断。

(1)中毒性脑病。

(2)中毒性精神病。

(3)中毒性周围神经病所致的瘫痪。

### 4. 皮肤损害

如皮肤干燥、皲裂等。

## 三、急救与治疗

(1)吸入中毒者要迅速撤离现场,将患者抬至空气新鲜场所静卧,将患者腰带、纽扣松开,保持呼吸道通畅,用肥皂及清水清洗皮肤、头发等。眼睛污染者可用 2% 碳酸氢钠溶液冲洗,硼酸眼药水滴眼。

(2)误服汽油者可灌入牛奶或植物油,然后催吐、洗胃、导泻。

(3)皮肤起水疱者,应严格消毒并包扎。

(4)忌用肾上腺素药物。

## 四、预防

(1)对油料的毒性要有足够的认识,不可麻痹。工作中必须严格遵守有关操作规程,对油料的毒性要有足够的认识。

(2)国家规定汽油蒸汽的最高容许浓度为 350 毫克/立方米,所以生产、储存、使用场所的空间汽油浓度均应在此卫生标准以下,以确保安全生产。

（3）特别要注意防止汽油泼洒、渗漏，注意工作场所的通风。

（4）严禁用嘴吸取油料，特别是含铅汽油。禁止用含铅汽油灌装打火机。禁止用含铅汽油洗涤汽车零件和衣服。

（5）接触汽油操作应穿工作服，戴防护手套，下班时要用肥皂、清水洗净手、脸，有条件最好洗澡。不要接触汽油后就立即吃食物、抽烟。

（6）油库工作人员不要随意进入油罐内清扫底油。如需要清洗油罐时，应先采取自然通风或机械通风等办法，降低罐内油蒸汽的浓度。进罐人员必须穿上工作服、胶鞋，戴橡皮手套，必要时还要戴上过滤式防毒面具，系上保险带和信号绳。另外，油罐外面应有专人守护，随时联系，以便于轮换作业。每人连续工作时间不宜超过15分钟。

（7）工作中发现有头晕、头痛、呕吐等汽油中毒症状时，应立即停止工作，到空气新鲜的地方休息。严重者应尽快送到医院。

（8）从事接触汽油作业者，就业前均应进行健康检查。凡患有神经系统疾患、内分泌疾患、心血管疾患、血液病、肺结核、肝脏病等不宜从事此类工作，在定期健康检查中，凡确诊上述疾病的患者均应调离接触汽油工作，进行治疗与休养。妊娠及哺乳期妇女亦应暂时调离。

085

## 误食干燥剂中毒怎么办

许多糖果、饼干或者电器用品内，为了让物品延长它的使用期限，都可能存放有干燥剂。偶尔，有些人吃东西时，囫囵吞枣，不小心把干燥剂也吃了下去。有时候则是家里的小朋友，好奇把玩，把它们放在嘴里咀嚼，结果误食干燥剂。

一般市面上的干燥剂，大致上有四种，一种是透明的硅胶，这种是无毒性的，不需作任何的处理。另一种是咖啡色的三氧化二铁，这种只有轻微的刺激性，让误食者喝水稀释就可以了，除非患者刻意大量服用，产生恶心、呕吐、腹痛、腹泻之症状，需考虑造成铁中毒之可能性，必须赶快就医。另外两种均是白色之粉末,一种是氯化钙,也是只有些轻微的刺激性,只要喝水稀释就可以了,另一种是氧化钙,它遇水后会变成碳酸氢钙之强碱,有腐蚀性,千万不要催吐,请在家先喝牛奶或水稀释,然后送医院作进一步之处理。

对误食三氧化二铁、氯化钙及氧化钙,在家里均需先喝水稀释,喝的量以患者体重每千克1～2毫升为准,尤其氧化钙中毒不宜喝过多的水,以免造成呕吐,容易使食道之再次灼伤。

## 误食清洁剂中毒怎么办

生活中总会发生一些意想不到的事情,例如误食清洁剂中毒。误食清洁剂中毒后,该如何急救呢?误食清洁剂的急救方法有哪些呢?

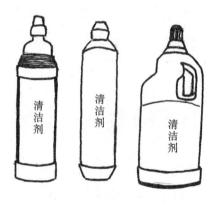

### 一、漂白粉

漂白粉的毒性主要为皮肤黏膜刺激作用。正常使用过程中可出现轻微的呼吸道刺激症状,少数人有眼睛刺激症状。误服后可以出现口、咽、食道、胃黏膜损伤,如恶心、呕吐、烧心、泛酸等,严重者可出现低血压、高氯血症、高钙血症等。可因氯气吸入发生中毒,出现呼吸道刺激症状,如咳嗽、气喘、呼吸困难等,严重者可出现化学性支气管炎、肺炎,甚至肺水肿。如出现咳嗽、呼吸困难等呼吸道刺激症状,应立即将患者转移至空气新鲜处,并解开领扣、腰带以保持呼吸道通畅,有条件时给予氧气吸入,但不主张催吐,可立即饮牛奶、鸡蛋清、豆浆、稠米汤等以保护胃黏膜,同时急送医院;眼睛溅入漂白粉液可出现疼痛、畏光、流泪等刺激症状,应使用大量清水持续冲洗 15 分钟;有持续疼痛、畏光、流泪等症状,应就近去专科医院就诊。

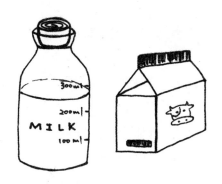

## 二、洗涤剂

洗涤剂的碱性强于洗衣粉。误饮后应立即给予家庭自救:立即口服 200～300 克牛奶或酸奶、水果汁等。同时可给予少量食用油,以缓解对食道、胃黏膜的刺激(但应禁忌催吐),并送医院急救。

## 三、洗衣粉

人服食洗衣粉后会出现上腹痛、恶心、呕吐、腹泻、吐血和便血等消化系统症状,并有口腔和咽喉疼痛等刺激症状。一旦服食,应尽快给予催吐,可用筷子、勺把等刺激咽喉部引起恶心、呕吐。吐后立即饮牛奶、鸡蛋清、豆浆、稠米汤等以保护胃黏膜,并急送医院进一步救治。

## 四、洁厕剂

洁厕剂属于强酸性,误服后极易造成食道和胃的化学性烧伤,治疗较为困难。当出现口腔、咽部、胸骨后和腹部剧烈的烧灼性疼痛时,应警惕强酸洗涤剂中毒,应立即口服牛奶、豆浆、蛋清和花生油等,并尽快送医院急救,切忌催吐、洗胃和灌肠,以免发生胃肠道出血或穿孔等严重后果。

## "安眠药"中毒怎么办

"安眠药"中毒,准确说是镇静催眠药中毒,它是由于服用过量的镇静催眠药而导致的一系列中枢神经系统过度抑制。镇静催眠药是中枢神经系统抑制药,具有镇静、催眠作用,过多剂量可麻醉全身,包括延脑中枢。镇静催眠药中毒表现为嗜睡、情绪不稳定、注意力不集中、记忆力减退、共济失调、发音含糊不清、步态不稳、眼球震颤、共济失调、明显的呼吸抑制等。

### 一、判断标准

(1)有明确的镇静、催眠药物的接触史。

(2)患者可出现嗜睡、言语不清、定向力障碍、反应迟钝等症状。

(3)严重中毒者出现昏迷、对刺激无反应、呼吸浅慢、脉搏细数、体温下降、血压下降等休克的临床表现。

### 二、急救与治疗

#### (一)现场救治

#### 1. 吸氧以纠正缺氧,增加氧供

吸氧:氧疗具体方法较多,包括鼻导管法、开放面罩法及经气管导管法等。

#### 2. 监测生命体征并稳定患者的生命体征

(1)生命体征监测:包括呼吸、脉搏、血压、体温及意识状态等。

（2）稳定生命体征

◎ 保持气道通畅。

◎ 建立静脉通路。

◎ 保持血压、呼吸、脉搏、体温在正常范围。

### 3. 开放气道,保持呼吸道通畅以确保患者呼吸

（1）重度镇静催眠药物中毒患者极易发生呼吸抑制,应确保呼吸道通畅。

（2）清除口腔及鼻腔呕吐物:如患者出现呕吐应及时用手或相应器具彻底将口腔及鼻腔呕吐物清除干净。

### 4. 清除毒物以防止毒素进一步吸收

口服中毒清除毒物的常用方法有以下几点。

（1）催吐:神志清楚且能合作者,让患者饮温水300～500毫升,然后用手指或压舌板、筷子刺激咽后壁或舌根诱发呕吐。反复进行,直至胃内容物完全呕出为止。

（2）洗胃:洗胃液选用温水。详见"有机磷农药中毒"章节。

（3）导泻:硫酸镁20克,溶于300毫升温水口服。

（4）催醒:应用纳洛酮0.8～1.2毫克,每30～60分钟重复,至患者清醒。

### (二)送医院救治

方法同前。

## 砷(砒霜)中毒怎么办

砒霜的化学名叫三氧化二砷,是白色粉末,没有特殊气味,与面粉、淀粉、小苏打很相似,所以容易误食中毒。砒霜的毒性很强,进入人体后能破坏某些细胞呼吸酶,使组织细胞不能获得氧气而死亡;还能强烈刺激胃肠黏膜,使黏膜溃烂、出血;亦可破坏血管,发生出血,破坏肝脏,严

重的会因呼吸和循环衰竭而死。

## 一、急救措施

(1)发现有人误食砒霜中毒，要尽快催吐，以排出毒物。催吐方法是让患者大量喝温开水或稀盐水（一杯水中加一匙食盐）。然后把食指和中指伸到嘴中和舌根，刺激咽部，即可呕吐。最好让患者反复喝水和呕吐，直到吐出的液体颜色如水样为止。

(2)可把烧焦的馒头研末，让患者吃下，以吸附毒物。也可大量饮用牛奶（3～5 瓶）、蛋清（4～5 个）以保护胃黏膜。

## 二、注意事项

(1)砒霜中毒后，能否作适当的急救处理，这是决定患者生与死的关键。而后应快速送往医院，因为现代医学对砒霜中毒已有了特效解毒剂——二巯丙醇，它进入人体后能与毒物结合形成无毒物质。

(2)预防砒霜中毒主要是防止误食。用砒霜制毒谷、毒饵和拌种子时，要根据需要量配制，剩下后要埋掉，禁止人、畜食用。用来加工粮食的磨、碾子不得磨压砒霜制剂。

## 急性铅中毒怎么办

铅中毒是接触铅或其化合物所导致的一种中毒现象。急性铅中毒会损害神经系统及消化系统的运转，严重者可致命。大多经消化道摄入引起，引起急性铅中毒的口服剂量约为 5 毫克/千克。

急性铅中毒多由于误服醋酸铅、碳酸铅、铬酸铅、四乙基铅及呼吸其粉尘或烟尘、蒸汽以及皮肤吸收或口服其溶剂而中毒。过量接触、吸入铅化合物或含铅中药，如樟丹、黑锡丹、羊癫风丸等，以及使用含铅化妆品等也可引起中毒。

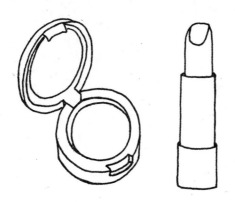

## 一、中毒机理

主要是铅及其铅化合物进入细胞后可与酶的巯基结合,抑制酶的功能。同时对中枢神经系统损害特别明显,可干扰合成血红蛋白的酶,引起卟啉代谢异常。铅作用于细胞膜可引起溶血,并出现造血、神经、消化、泌尿系统等一系列症状。

## 二、临床表现

### (一)一般表现

(1)消化系统表现如恶心、呕吐、食欲不振、口有金属味、流涎、腹胀、便秘、便血、腹绞痛并喜按,还可有肝大、黄疸和肝功能减退等。

(2)神经系统表现为头痛、眩晕、烦躁不安、失眠、嗜睡、易激动,重者可有谵妄、抽搐、晕厥、昏迷,甚至脑水肿和周围神经炎的表现也可出现。

(3)血液系统表现主要有面色苍白、心悸、气短等贫血症状。

(4)泌尿系统症状有腰痛、水肿、蛋白尿、血尿、管型尿,严重者还可出现肾衰竭。

(二)人群表现

### 1. 成年人铅中毒

出现疲劳、情绪消沉、心脏衰竭、腹部疼痛、肾虚、高血压、关节疼痛、生殖障碍、贫血等症状。

### 2. 孕妇铅中毒

出现流产、新生儿体重过轻、死婴、婴儿发育不良等严重后果。

### 3. 儿童铅中毒

出现食欲不振、胃疼、失眠、学习障碍、便秘、恶心、腹泻、疲劳、智商低下、贫血等症状。

## 三、急救与治疗

(1)口服中毒者,可立即给予大量浓茶或温水,刺激咽部以诱导催吐,然后给予牛奶、蛋清、豆浆以保护胃黏膜。

(2)对症急救。对腹痛者可用热敷或口服阿托品 0.5～1.0 毫克;对昏迷者应及时清除口腔内异物,保持呼吸道的通畅,防止异物误入气管或呼吸道引起窒息。

(3)经上述现场急救后,应立即送医院抢救,以免耽误时间,危及患者生命。

## 四、儿童铅中毒预防

从家长和儿童自己方面来说,预防铅中毒应注意以下几方面。

### 1. 良好的卫生习惯

经常洗手,一次洗手可去除绝大部分附着在手上的铅,要养成饭前洗手的习惯。不吸吮手指、不乱啃咬东西。家长经常湿法(用水和湿布清洗)打扫室内卫生,保持空气清新。食物、饮料都要随时封盖好,以免尘土落入。

## 2. 家庭装修

要使用正规品牌、质量好的、环保的材料进行装修，不要使用油漆进行家庭装修。

## 3. 儿童餐具

购买使用正规品牌的儿童餐具，同时避免使用有色彩和图案的餐具。

## 4. 儿童玩具

购买使用质量好的玩具，并避免孩子舔咬；凡是儿童可以放入口中的玩具、文具均应定期擦洗，以去除表面附着的铅尘。

## 5. 避免铅尘、尾气污染

接触铅或长期在街边工作的家长，下班前洗手洗澡，进屋前更衣。小儿不去路边玩耍，长时间停留，避免吸入过多汽车尾气、铅尘。

## 6. 合理、平衡膳食

充足的钙、锌、铁，维生素 C、维生素 B 和蛋白质有助于减少铅的吸收，促进铅的排泄。少吃含铅食品，如传统工艺的松花蛋、罐装食品。定时进餐，空腹时铅的吸收率倍增。

## 7. 定期筛查

1～6 岁的正常儿童最好每年能够测查 1 次血铅。

## 汞中毒怎么办

汞及其化合物可经呼吸道、消化道和皮肤侵入人体，在机体内汞离子与酶蛋白的巯基结合而抑制多种酶的功能，妨碍细胞正常代谢功能，造成消化道和肾的损害。

下篇：各种中毒的急救

## 一、中毒机理

汞蒸汽较易透过肺泡壁含脂质的细胞膜，与血液中的脂质结合，很快分布到全身各组织。汞在红细胞和其他组织中被氧化成汞离子，并与蛋白质结合而蓄积，很难再被释放。金属汞在胃肠道几乎不吸收，仅约占摄食量的万分之一，汞盐在消化道的吸收量约 10%。汞主要由大小便中排出，唾液、乳汁、汗液亦有少量排泄，肺部呼出甚微。体内汞元素半衰期为 60 天，汞盐约 40 天，在前 4 天内排泄量较多。

汞离子易与巯基结合，使与巯基有关的细胞色素氧化酶、丙酮酸激酶、琥珀酸脱氢酶等失去活性。汞还与氨基、羧基、磷酰基结合而影响功能基团的活性。由于这些酶和功能基团的活性受影响，阻碍了细胞生物活性和正常代谢，最终导致细胞变性和坏死。

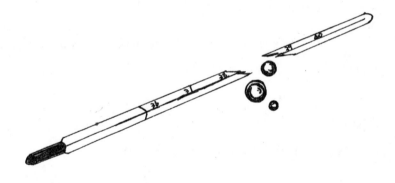

## 二、临床表现

### 1. 急性汞中毒

主要由口服升汞等汞化合物所致。主要表现为急性腐蚀性肠胃炎和肾损害。患者在服汞后数分钟到数十分钟即引起急性腐蚀性口腔炎和肠胃炎，患者诉口腔和咽喉灼痛，口腔有金属味，并有恶心、呕吐、腹部绞痛、腹泻，呕吐物和粪便常有血性黏液和脱落的坏死组织。检查可见口腔黏膜充血、肿胀、糜烂和溃疡。患者常可伴有周身循环衰竭和胃肠道穿孔。在3～4天后(严重的可在24小时内)出现水肿、少尿、蛋白尿、管型尿、氮质血症、高血钾、酸中毒等急性肾衰竭的表现,这是患者死亡的主要原因。同时可有肝脏损害。吸入高浓度汞蒸汽可产生腐蚀性气管炎、支气管炎和肺炎,出现发热、咳嗽、咳痰、咯血、胸痛和呼吸困难,亦可发生急性肾衰竭。皮肤接触汞及其化合物可引起接触性皮炎,具有变态反应性质。皮疹为红斑丘疹,可融合成片或形成水疱,以躯干和四肢最多见,愈后遗有色素沉着。

### 2. 慢性汞中毒

常为职业性吸入汞蒸汽所致,少数患者亦可由于应用汞制剂引起。精神神经症状可先有头昏、头痛、失眠、多梦,随后有情绪激动或抑制、焦虑和胆怯以及自主神经功能紊乱的表现如脸红、出汗、皮肤划痕症等。肌肉震颤先见于手指、眼睑和舌,以后累及手臂、下肢和头部,甚至全身;在被人注意和激动时更为明显。口腔症状主要表现为黏膜充血、溃疡、齿龈肿胀和出血,牙齿松动和脱落。口腔卫生欠佳者齿龈可见蓝黑色的硫化汞细小颗粒排列成行的汞线,是汞吸收的一种标记。

## 三、急救与治疗

(1)立即移离中毒环境并向"120"急救中心呼救。

(2)口服中毒早期给予2‰碳酸氢钠溶液洗胃(禁用生理盐水洗胃),中毒1小时以上洗胃须慎重,以防胃穿孔。

(3)口服鸡蛋清4个加牛乳300毫升,或20％药用活性炭溶液。

(4)无腹泻时给予50％硫酸镁60毫升导泻。

(5)咽水肿宜尽早作气管切开以防窒息。

(6)病情稳定后给予5％二巯基丙磺酸钠驱汞治疗。

**下篇：各种中毒的急救**

## 苯丙胺类毒品中毒怎么办

苯丙胺类毒品与儿茶酚胺神经递质相似,有显著的中枢神经兴奋及外周 α、β 肾上腺能受体兴奋作用,有收缩周围血管、兴奋心脏、升高血压、松弛支气管平滑肌、散大瞳孔、收缩膀胱括约肌等作用。苯丙胺中毒剂量为 15～20 毫克,30 毫克即有严重反应。成人致死量为 0.15～2 克,静脉快速注射 120 毫克即可致死。

### 一、判断标准

具有以下情况可判断为急性苯丙胺类毒品中毒。

(1)有使用"摇头丸"、"冰毒"等苯丙胺类药物病史。家中或衣物口袋中发现苯丙胺或类似药物或包装。

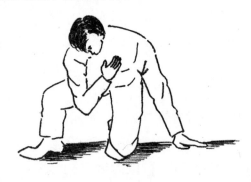

(2)急性中毒的典型症状或体征包括:心动过速和心律失常,呼吸速率及深度增加,出汗等。同时可出现头痛、心慌、疲倦、血压增高、发热、反射性心率减缓、瞳孔扩大,睡眠障碍。还会出现因口干而引起的固体食物吞咽困难。骨骼肌张力增加,肌腱反射亢进,出现不自主的磨牙动作,并可见手部静止时的细微震颤或手足舞蹈样动作。还可出现尿潴留和便秘。

(3)常见的死亡原因有以下几点。

◎ 诱发心脏病发作死亡(如室颤、心律失常、心肌缺血)。

◎ 高热综合征,包括代谢性酸中毒、弥散性血管内凝血、急性肾衰竭。

◎ 中毒性肝炎导致肝功能衰竭。

◎ 药效作用下发生其他意外导致的死亡。

◎ 多药合并滥用(包括与酒精同时滥用)过量中毒。

## 二、急救与治疗

### (一)现场救治

#### 1. 监测并稳定患者的生命体征

(1)生命体征监测:包括呼吸、脉搏、血压、体温及意识状态等。

(2)稳定生命体征

◎ 保持气道通畅。

◎ 建立静脉通路。

◎ 保持血压、呼吸、脉搏、体温在正常范围。

(3)对于心跳呼吸停止者,必须立即在现场实施心肺复苏。

#### 2. 清除毒物以防止毒物进一步被吸收

苯丙胺类毒品中毒若为口服中毒,通常服药在 4 小时内者应行催吐、洗胃以清除毒物。

(1)催吐:神志清楚且能合作者,让患者饮温水 300～500 毫升,然后用手指或压舌板、筷子等刺激咽后壁或舌根诱发呕吐。反复进行,直至胃内容物完全呕出为止。

(2)洗胃:应选择清水洗胃(详见"有机磷农药中毒"章节)。

#### 3. 注意事项

(1)苯丙胺类毒品服用 1～2 小时便迅速吸收,应及时在 4 小时内洗胃;超过 4 小时,毒物大多被吸收。

 下篇:各种中毒的急救

(2)如服用药物剂量较大,即使超过也应积极给予洗胃处理。

(3)昏迷患者不可催吐。

### 3. 对症支持处理

(1)将患者置于安静的环境,减少环境刺激,高热时可行物理降温。

(2)惊厥:缓慢静脉注射苯二氮䓬类,如地西泮 10～20 毫克,必要时15 分钟重复一次。

(3)高血压:如舒张压超过 120 毫米汞柱,应予紧急处理,可使用酚妥拉明 2～5 毫克,静脉缓慢注射。

### (二)送医院救治

方法同前。

## 急性阿片类毒品中毒怎么办

阿片类药物主要包括吗啡、哌替啶(度冷丁)、可待因、二醋吗啡(海洛因)、芬太尼等,以及其粗制剂阿片(鸦片、复方樟脑酊)等。此类药物是阿片受体激动剂,阿片受体存在于中枢神经系统中,影响着中枢镇痛、情绪变化、呼吸抑制和瞳孔缩小等效应。阿片类药物能与阿片受体结合,产生中枢镇痛、欣快、呼吸抑制和瞳孔缩小等作用,能直接兴奋延髓化学感受区引起恶心、呕吐,可以降低呼吸中枢对二氧化碳张力升高的敏感性,抑制脑桥呼吸调节中枢以及抑制电刺激呼吸中枢的反应。

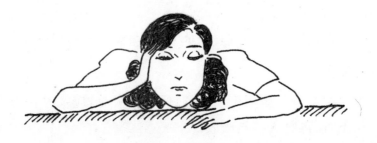

## 一、判断标准

具有以下情况可判断为急性阿片类毒品中毒。

### 1. 阿片类毒品

有使用吗啡、阿片、可待因、哌替啶、海洛因、罂粟碱、美沙酮、乙基吗啡、复方吐根散以及复方樟脑酊等阿片类药物病史。家中或衣物口袋中发现阿片类药物。

### 2. 临床特征

轻度中毒患者有头痛、头晕、呕吐、精神兴奋或抑制,可有幻想,失去时间和空间感觉,并可有便秘、尿潴留及血糖升高。重度中毒表现为昏迷、针尖样瞳孔和高度呼吸抑制"三联症"特点,同时可出现惊厥、牙关紧闭、肺水肿等临床表现。

## 二、急救与治疗

### (一)现场救治

#### 1. 监测生命体征并稳定患者的生命体征

(1)生命体征监测:包括呼吸、脉搏、血压、体温及意识状态等。

(2)稳定生命体征

◎ 保持气道通畅。

◎ 建立静脉通路。

◎ 保持血压、呼吸、脉搏、体温在正常范围。

#### 2. 保持呼吸道通畅

意识障碍者应注意保持气道通畅,以防止窒息。

#### 3. 吸氧以纠正缺氧,增加氧供

氧疗具体方法较多,包括鼻导管法、开放面罩法及经气管导管法等。

若通过一般治疗,呼吸仍无显著改善,宜早作气管插管或切开进行机械通气。

### 4. 清除毒物

(1)口服中毒者应立即彻底洗胃,口服时间超过 6 小时以上的亦应洗胃。

◎ 催吐:详见"有机磷农药中毒"章节。

◎ 洗胃:详见"有机磷农药中毒"章节。

◎ 灌肠:直肠灌入加入药用活性炭 100 克的混悬液。

◎ 导泻:灌肠后马上用硫酸钠或甘露醇导泻。

(2)如为皮下注射吗啡过量,应迅速用止血带扎紧注射部位上方,局部冷敷,以延缓吸收,结扎带应注意间歇放松,避免导致缺血性损伤。

### 5. 应用特效解毒药物及对症处理

(1)纳洛酮:肌肉注射或静脉注射,每次 0.8~1.2 毫克,每30~60分钟重复 1 次,直至患者意识呼吸恢复。

(2)盐酸烯丙吗啡(纳洛芬):用法为首剂 5 毫克~10 毫克,静脉注射,于 2 分钟后仍未见呼吸增快和瞳孔扩大,则可再注射 10 毫克;当药物显效后,每隔 15~20 分钟肌注 1 次,但总剂量不应超过 40 毫克。轻症者可隔 3 小时再重复注射 10 毫克,一次注射药效可维持 2~3 小时。

### (二)送医院救治

方法同前。

## 莨菪类药物中毒怎么办

莨菪类药物能阻断节后胆碱能神经所支配的效应器官中的乙酰胆碱受体(即毒蕈碱型受体)。用药过量时,主要表现为副交感神经作用解除后的症状以及中枢神经系统症状,对烟碱样症状则无对抗作用。阿托品的剂量超过 5～16 毫克,则中毒症状明显,最小致死量为 80～130 毫克,个别患者为 50 毫克,但在抢救有机磷中毒、酒石酸锑钾中毒、感染性休克时,有时用量较大,东莨菪碱口服极量为每次 5 毫克,致死量为 8 毫克左右。中毒多由口服或注射过量阿托品引起(如抢救有机磷农药中毒时用药过量)。

## 一、判断标准

具有以下情况可判断为莨菪类药物中毒。

(1)莨菪类药物临床上用作散瞳药、减少腺体分泌药和解痉止痛药等。中毒者有应用莨菪类药物史或使用人工合成抗胆碱类药物过量史。(如阿托品、654-2 颠茄片或颠茄膏等);或在其家中、随时携带物品中发现此药物。

(2)轻度中毒:①周围症状:阻断节后胆碱能神经支配效应器中的 M 受体而引起,如口干、皮肤发红、干燥、灼热、心率加快、视物模糊、瞳孔扩大、肠麻痹、尿潴留等;②中枢兴奋症状:多语、烦躁、哭笑无常、定向力和意识障碍、幻觉、双手摸空等精神症状。

(3)重症者可有阵发性强直性抽搐,外周血管扩张及血管运动中枢麻痹可致血压下降或休克,呼吸中枢先兴奋后抑制,汗腺分泌及体温调节中枢失常,气温较高时引起体温明显升高。

## 二、急救与治疗

### (一)现场救治

#### 1. 监测生命体征以稳定生命体征

(1)监测生命体征:包括呼吸、脉搏、血压、体温等。重点观察意识及呼吸、血压情况。

(2)稳定生命体征

◎ 保持气道通畅。

下篇:各种中毒的急救

101

◎ 建立静脉通路。

◎ 保持血压、呼吸、脉搏、体温在正常范围。

**2. 清除毒物**

口服莨菪类药物中毒患者应采取下列方法清除毒物。

(1)催吐:神志清楚且能合作者,让患者饮温水 300～500 毫升,然后用手指或压舌板、筷子刺激咽后壁或舌根诱发呕吐。反复进行,直至胃内容物完全呕出为止。

(2)洗胃:最好选用 3‰～5‰ 鞣酸溶液洗胃。如果无,温开水也可(详见"有机磷农药中毒"章节)。

(3)导泻:硫酸镁 20～30 克(温水溶解)导泻,中枢抑制者用同等剂量的硫酸钠导泻。

皮肤接触中毒及静脉中毒患者不需要催吐、洗胃及导泻治疗。

**3. 对症处理**

(1)建立静脉通路,大量补液,促进毒物排泄。

(2)高热:常见于阿托品中毒患者,采用物理降温方法:在患者的前额、腋下或腹股沟处置冰袋或者在这些部位冷敷,也可以用温水、凉水或乙醇擦浴全身,或者口服冷饮料,用冷水灌肠也能起到一定的降温作用。有条件的可以在床上置降温毯等降温装置,使大量体热经传导和辐射散发。室温较高时可以用空调或者室内置冰块,以协助降温。

(3)狂躁、惊厥:常见于阿托品中毒患者,治疗可给予地西泮 10～20 毫克或氯丙嗪 25 毫克肌肉注射。

(4)纠正水电解质紊乱:依据相应的类型给予相应处理。

(5)尿潴留可留置导尿管;肠麻痹者可采用灌肠导泻。

**(二)送医院救治**

方法同前。

# 氰化物中毒怎么办

氰化物是一类剧毒物，常见的有氰化氢、氰化钠、氰化钾、氰化钙及溴化氢等无机类和乙腈、丙腈、丙烯腈、正丁腈等有机类，另外某些植物果实中如苦杏仁、桃仁、李子仁、枇杷仁、樱桃仁及木薯等都含有氰苷。氰苷分解后可产生氢氰酸。中毒机理是主要抑制细胞色素氧化酶的活性，导致组织细胞生物氧化受阻，产生"细胞内窒息"，因而使机体严重缺氧。

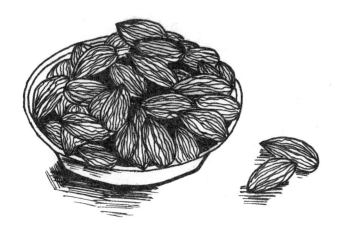

## 一、判断标准

具有以下情况可判断为氰化物中毒。

（1）有吸入、食入或皮肤接触氰化物史，现场或家中、环境中有氰化物的存在；最常见的是吃苦杏仁等引起中毒。小儿误食苦杏仁 10～20 粒，成人约 40～60 粒即可引起中毒；成人生食木薯 400 克左右即可引起中毒，食至 500 克左右即可致命。某些植物如桃、杏、枇杷、李子、杨梅、樱桃的核仁及木薯等都含有氰苷，进食后在胃酸的作用下，可分解成氢氰酸。

（2）吸入高浓度的氰化物或一次口服致死量（＞100毫克）的氰化钾或氰化钠，可在数秒内突然出现强直性痉挛、呼吸困难、昏迷，约2～3分钟呼吸停止，死亡。

（3）急性中毒可分为四期

◎ 刺激期：上呼吸道刺激症状、头痛、头晕、乏力、动作不协调、大便紧迫感等。

◎ 呼吸困难期：胸闷、心悸、呼吸困难、瞳孔先缩小后扩大、有恐慌感、意识模糊以至昏迷、口唇及指甲无发绀现象、皮肤黏膜呈鲜红色。

◎ 痉挛期：阵发性或强直性痉挛，严重者角弓反张、牙关紧闭、冷汗、大小便失禁、血压下降、昏迷。

◎ 麻痹期：全身肌肉松弛、呼吸浅慢、二便失禁、体温及血压下降，甚至呼吸循环中枢麻痹而死亡。最为明显的是呼出气有苦杏仁味，皮肤黏膜和静脉呈鲜红色。

## 二、急救与治疗

### （一）现场救治

**1. 脱离中毒现场及时进行心肺复苏**

（1）脱离中毒现场：经皮肤或吸入中毒者应迅速将患者转移至安全、通风处，脱去污染的衣物，以防止中毒加重。

（2）氰化物中毒可导致呼吸停止，随即心跳停止。若发生，应立即进行现场心肺复苏。

**2. 吸氧以改善缺氧并维持氧合，挽救患者生命**

氧疗具体方法较多，包括鼻导管法、开放面罩法及经气管导管法等。

**3. 监测生命体征并稳定生命体征**

（1）监测生命体征：包括呼吸、脉搏、血压、体温等。重点观察意识及呼吸、血压情况。

（2）稳定生命体征

◎ 保持气道通畅。

◎ 建立静脉通路。

◎ 保持血压、呼吸、脉搏、体温在正常范围。

**4．清除毒物**

（1）对于皮肤及眼中毒患者应立即进行冲洗：可选用大量清水，最好是流动水进行冲洗。如有条件可加入5％硫代硫酸钠进行冲洗。

（2）口服中毒者进行洗胃处理：洗胃液选用5％硫代硫酸钠或0.2％高锰酸钾或3％过氧化氢溶液（详见"有机磷农药中毒"章节）。

**5．应用解毒药物及对症支持治疗**

（1）应用解毒药物

◎ 立即将亚硝酸异戊酯1～2支放在手帕中压碎，给患者吸入15～30秒，间隔2～3分钟再吸入1支，直至静脉注射亚硝酸钠为止。

◎ 立即用3％亚硝酸钠10～15毫升，加入25％葡萄糖液20毫升，静脉缓慢注射，不少于10分钟。注射时注意血压，如有休克先兆，应立即停止使用本药。

（2）对症支持治疗

◎ 建立静脉通路。

◎ 输注葡萄糖、生理盐水、细胞色素C、胞磷胆碱、ATP改善脑细胞代谢，促进功能恢复。

◎ 地塞米松10～20毫克静点提高应激能力，防止肺水肿。

◎ 抽搐时可使用地西泮10～20毫克肌肉注射。

**（二）送医院救治**

方法同前。

下篇：各种中毒的急救

## 溴化物中毒怎么办

溴化物是临床上常用的镇静剂之一,其中常用的溴化钾、溴化钠、溴化钙、溴化铵及由溴化钾、溴化钠和溴化铵合用制成的三溴片等,溴化物的主要作用是溴离子对中枢神经系统的作用,主要是加强抑制过程,集中抑制过程以及恢复兴奋及抑制过程的平衡。此外,溴化物尚能减少和控制癫痫大发作。

### 一、中毒机理

溴离子在体内分布主要与氯离子相同,全部分布于细胞外液,分泌物渗出物中。主要由肾脏排泄。溴化物的排出率,最初较快,以后较慢,如一服用2.0克溴化物,虽在24小时内能排出10%,但于两个月后,尿中仍含溴。故溴化物为蓄积性的毒物,溴化物的毒理作用主要为对中枢神经系统的抑制作用,其中毒发病机理与溴在体内代谢特点有直接关系。因溴与氯代谢很相似,溴能代替组织内(包括体液)氯离子,从而引起中毒。溴离子在细胞外液中以1∶1代替了氯离子浓度保持相当恒定(355mg%),当体液中溴离子代谢氯离子40%(即氯离子从3550mg%降至213mg%)时,可发生严重的溴中毒,一般血清溴含量超过100~150mg%时,即可发生中毒,但有很大的人体差异。曾有血清溴含量75~125mg%而中毒致死的。另有报道视物模糊虽血清溴含量超过350mg%时也无中毒表现。

### 二、临床表现

#### 1. 中毒表现

主要有头痛、头晕、乏力、精神不振、反应迟钝、恶心、呕吐、烦躁、易激动、说话不流畅、步态不稳、震颤(手指明显)、腱反射亢进等。此外,眼、鼻、喉及呼吸道的腺体易受影响引起轻度结膜炎、鼻炎等症状。这是因为这些腺体的分泌物中含溴的缘故。

**2. 有的溴中毒可发生精神症状。**

(1)定向力丧失,有抽象思维障碍、幻觉、妄想等。此型多见。

(2)有各种丰富的幻觉、妄想,但其定向力正常,这一点有别于谵妄型。此型较少见。

(3)与精神分裂相似,出现人格的改变、妄想、幻觉,自知力丧失,但定向力正常。

## 三、判断标准

(1)误服用大量溴剂的历史,结合临床症状,一般诊断不难。

(2)溴的测定

◎ 血清溴的测定:其方法系除去蛋白的血清滤过液中加入氯化金溶液后呈现棕红色,这即是溴化物的标志,用比色可测定血清溴化物的含量。

◎ 尿溴阳性。

◎ 脑脊液含量在 75～250mg％以上。

溴化物中毒主要表现在精神障碍方面,约有 2/3 的病例呈谵妄状态,因此,要与各种原因所引起的谵妄状态相鉴别,根据患者有无服用较大剂量溴化物的历史,以及起病急,血清溴含量一般在 150mg％以上,脑脊液含量在 75～250mg％以上,尿溴试验阳性等可资鉴别。

严重溴化物中毒所致昏迷,也可根据病史、血清溴及脑脊液含量、尿阳性等,与其他原因所致的昏迷相鉴别。

## 四、急救与治疗

(1)误服大剂量溴化物时,应立即催吐、洗胃,并可导泻。

(2)给以氯化钠治疗,这是主要治疗药物。因为溴从肾脏排泄的速度依靠溴氯在体内的平衡关系,另外也取决于氯排泄的总量。当溴中毒时,溴离子代替氯根,使氯根量减少,反之若增加氯根,促进溴化物随同氯根从体内一同排出。一般用量为 6~8 克/日,个别患者可用至 30 克/日。由于给过多的氯化钠,可使组织内游离出溴离子,致使血清中溴的浓度暂增高,症状可加重,此时给予利尿剂,增加肾脏的排溴能力,可以避免上述现象。

对心脏病或动脉硬化患者,忌用钠盐,可用氯化铵。有报道氯化钠与醋酸去氧皮质酮合用时效果良好。

(3)静脉补液。对休克、呼吸抑制时应给予对症治疗。

(4)危重患者可进行透析疗法。

108

## 硫化氢中毒怎么办

硫化氢是具有刺激性和窒息性的无色气体。低浓度接触仅有呼吸道及眼的局部刺激作用,高浓度时全身作用较明显,表现为中枢神经系统症状和窒息症状。硫化氢具有"臭蛋样"气味,但极高浓度很快引起嗅觉疲劳而不觉其味。

### 一、中毒原因

在采矿和从矿石中提炼铜、镍、钴等,煤的低温焦化,含硫石油的开采和提炼,橡胶、鞣革、硫化染料、造纸、颜料、菜腌渍、甜菜制糖等工业中都有硫化氢产生;开挖和整治沼泽地、沟渠、水井、下水道和清除垃圾、污物、粪便等作业,以及分析化学实验室工作者都有接触硫化氢的机会;天然气、矿泉水、火山喷气和矿下积水,也常伴有硫化氢存在。由于硫化氢可溶于水及油中,有时可随水或油流至远离发生源处,而引起意外中毒事故。硫化氢中毒影响细胞氧化过程,造成组织缺氧。也可以直接麻痹呼吸中枢而使患者立即窒息,产生"电击样"死亡。

## 二、中毒表现

急性硫化氢中毒一般发病迅速,出现以脑和(或)呼吸系统损害为主的临床表现,亦可有心脏等器官功能障碍。临床表现可因接触硫化氢的浓度等因素不同而有明显差异。

### 1. 轻度中毒

轻度中毒主要是刺激症状,表现为流泪、眼刺痛、流涕、咽喉部灼热感,或伴有头痛、头晕、乏力、恶心等症状。检查可见眼结膜充血、肺部可有干啰音,脱离接触后短期内可恢复。

### 2. 中度中毒

接触高浓度硫化氢后以脑病表现显著,出现头痛、头晕、易激动、步态蹒跚、烦躁、意识模糊、谵妄、癫痫样抽搐可呈全身强直阵挛发作等;可突然发生昏迷;也可发生呼吸困难或呼吸停止后心跳停止。

### 3. 重度中毒

接触极高浓度硫化氢后可发生电击样死亡,即在接触后数秒或数分钟内呼吸骤停,数分钟后可发生心跳停止;也可立即或数分钟内昏迷,并呼吸骤停而死亡。死亡可在无警觉的情况下发生,当察觉到硫化氢气味时可立即丧失嗅觉,少数病例在昏迷前瞬间可嗅到令人作呕的甜味。死亡前一般无先兆症状,可先出现呼吸深而快,随之呼吸骤停。

## 三、判断

### 1. 有明确的硫化氢接触史

患者有衣着和呼气有臭蛋气味可作为接触指标。事故现场可产生或测得硫化氢。患者在发病前闻到臭蛋气味可作参考。

### 2. 特点

出现脑和(或)呼吸系统损害为主的临床表现。

 下篇：各种中毒的急救

### 3. 实验室检查

（1）血液中硫化氢或硫化物含量增高可作为吸收指标，但与中毒严重程度不一致，且其半衰期短，故需在停止接触后短时间内采血。

（2）尿硫代硫酸盐含量增高，但可受测定时间及饮食中含硫量等因素干扰。

（3）血液中硫血红蛋白不能作为诊断指标，因硫化氢不与正常血红蛋白结合形成硫血红蛋白，后者与中毒机制无关；许多研究表明硫化氢致死的人和动物血液中均无显著的硫血红蛋白浓度。

## 四、鉴别与救治

事故现场发生电击样死亡时，应与其他化学物如一氧化碳或氰化物等急性中毒、急性脑血管疾病、心肌梗死等相鉴别，也需与进入含高浓度甲烷或氮气等化学物造成空气缺氧的环境而致窒息相鉴别。其他症状亦应与其他病因所致的类似疾病或昏迷后跌倒所致的外伤相鉴别。

### 1. 现场抢救极为重要

因空气中含极高浓度的硫酸化氢时常在现场导致多人电击样死亡，如能及时抢救可降低死亡率。应立即使患者脱离现场至空气新鲜处。有条件时立即给予吸氧。

### 2. 维持生命体征

对呼吸或心脏骤停者应立即施行心肺复苏术。对在事故现场发生呼吸骤停者如能及时施行人工呼吸，则可避免随之而发生的心脏骤停。在施行口对口人工呼吸时施救者应防止吸入患者的呼出气或衣服内逸出的硫化氢，以免发生二次中毒。

### 3. 以对症、支持治疗为主

高压氧治疗对加速昏迷的复苏和防治脑水肿有重要作用，凡昏迷患者，不论是否已复苏，均应尽快给予高压氧治疗，但需配合综合治疗。对中毒症状明显者需早期、足量、短程给予肾上腺糖皮质激素,有利于防治脑水肿、肺水肿和心肌损害。对有眼刺激症状者,立即用清水冲洗,对症处理。

## 五、预防

### 1. 呼吸系统防护

空气中浓度超标时,佩带过渡式防毒面具(半面罩)。紧急事态抢救或撤离时,建议佩带氧气呼吸或空气呼吸器。

### 2. 眼睛防护

戴化学安全防护眼镜。

### 3. 身体防护

穿防静电工作服。

### 4. 手防护

戴防化学品手套,

### 5. 其他

工作现场严禁吸烟、进食和饮水。工作毕,沐浴更衣。及时换洗工作服。作业人员应学会自救互救。进入罐、限制性空间或其他高浓度区作业,须有人监护。

## 亚硝酸盐中毒怎么办

亚硝酸盐主要指亚硝酸钠。亚硝酸钠为白色至淡黄色粉末或颗粒状,味微咸,易溶于水。外观及滋味都与食盐相似,并在工业、建筑业中广为使用,肉类制品中也允许作为发色剂限量使用。由亚硝酸盐引起食物中毒的几率较高。食入 0.3~0.5 克的亚硝酸盐即可引起中毒甚至死亡。亚硝酸盐中毒是指由于食用硝酸盐或亚硝酸盐含量较高的腌制肉制品、泡菜及变质的蔬菜，或者误将工业用亚硝酸钠作为食盐食用而引起，也可见于饮用含有硝酸盐或亚硝酸盐的苦井水、笼锅水后，中毒的机理是亚硝酸盐将血红蛋白的二价铁氧化为三价铁，使血红蛋白成为高铁血红蛋白，失去携带氧的能力，造成机体缺氧。

## 一、判断标准

具有以下情况可判断为亚硝酸盐中毒。

(1)有亚硝酸盐接触史，尤其是以经口接触史。有进食或误食工业盐或大量新鲜腌制的咸菜，或进食变质陈腐的韭菜、菠菜、卷心菜、萝卜、莴苣，或饮用苦井水、笼锅水史。

(2)多在进食后 0.5～3 小时发病，表现有全身皮肤及黏膜呈现不同程度的紫黑、蓝灰或蓝褐色，尤以口唇及指甲处明显，且与呼吸困难程度不成比例。

(3)可有呕吐、腹痛、腹泻、腹胀等消化系统症状；亦可伴有烦躁不安、精神萎靡、反应迟钝，甚至神志不清、嗜睡、抽搐、昏迷等神经系统症状。

(4)因血管扩张可有血压降低、头晕、耳鸣、出汗、心跳减慢、心悸或有肺水肿征象。

(5)血中高铁血红蛋白＞10％，且中毒程度与血中高铁血红蛋白含量呈正相关。

## 二、急救与治疗

### (一)现场救治

#### 1. 清除毒物

误服亚硝酸盐应及早洗胃及导泻，现场不能洗胃者，只要神志清楚，宜先作催吐。如中毒时间较长，可配合高位灌肠以清除残存毒物。亚硝酸盐中毒时清除毒物的常用方法如下。

(1)催吐:神志清楚且能合作者,让患者饮温水 300～500 毫升,然后用手指或压舌板、筷子刺激咽后壁或舌根诱发呕吐。反复进行,直至胃内容物完全呕出为止。慎用止吐药,防止加重毒物的吸收。

(2)洗胃:洗胃液选用温水。

(3)导泻:硫酸镁 20 克,溶于 300 毫升温水口服(详见"有机磷农药中毒"章节)。

### 2. 应用解毒药物及对症支持治疗

(1)应用解毒药物:1％亚甲蓝溶液 1～2 毫克/千克,用 25％的葡萄糖溶液 20～40 毫升稀释后缓慢静注。必要时 2 小时后重复一次。注射时间不少于 10 分钟。防止注射过快,出现恶心、呕吐、腹痛及休克等副作用。另外,1％亚甲蓝溶液注射过量可引起溶血,应特别注意。

(2)对症支持治疗:应即刻置患者于空气新鲜而通风良好的环境中,给予吸氧,同时给予相应对症处理。

◎ 建立静脉通路。

◎ 输注 5％葡萄糖、生理盐水、细胞色素 C、辅酶 A100u、胞磷胆碱、ATP 等药物。

◎ 恶心呕吐明显者可给予止吐药物,如甲氧氯普胺 10mg 肌肉注射。

◎ 抽搐时可使用地西泮 10～20 毫克肌肉注射。

◎ 收缩压小于 90 毫米汞柱者可以用 5％的葡萄糖氯化钠 500 毫升加多巴胺 80 毫克静脉滴注。血压过低者可酌情输入新鲜血浆。

◎ 意识不清者可每小时给予纳洛酮 0.8～1.2 毫克治疗。

◎ 呼吸表浅者注射尼可刹米等呼吸兴奋剂,无效时及时建立人工气道,行机械通气。

特殊情况
心肺复苏

◎ 心跳呼吸停止:立即行心肺复苏。

### (二)送医院救治

方法同前。

 下篇:各种中毒的急救

## 强酸、强碱中毒怎么办

**一、强酸中毒**

强酸主要指硫酸、硝酸、盐酸 3 种无机酸。硫酸、硝酸有强腐蚀作用,盐酸的腐蚀作用稍弱。此外,无机酸中氢氟酸具有强腐蚀性,铬酸有强毒性。有机酸如醋酸、蚁酸、草酸等的腐蚀作用较硫酸、硝酸为弱。

**(一)中毒机理**

**1. 局部作用**

(1)强酸对皮肤和黏膜有很强的破坏力,主要是吸收组织水分引起细胞脱水,使蛋白质凝固,成为不溶性酸性蛋白,引起局灶性灼伤和坏死。

(2)口服强酸后,在口、食管、胃黏膜等处的受损组织收缩,创面干燥、变脆,易致溃破。

(3)强酸的酸雾吸入呼吸道,刺激上呼吸道,有呛咳、咯泡沫状痰及血丝等刺激作用。高浓度酸雾可使喉及支气管痉挛而出现呼吸困难、窒

息感。高浓度硝酸雾与空气接触,释出二氧化氮,吸入肺内,与水接触而产生硝酸与亚硝酸,刺激支气管黏膜和肺泡组织,导致肺水肿。浓盐酸呈氟化氢气态,接触后,引起皮肤、口腔鼻黏膜溃疡,气管及支气管、眼睑痉挛或角膜溃疡。铬离子可使皮肤形成水疱、消化道溃疡,铬酸雾除呼吸道刺激外,反复接触后可发生鼻中隔穿孔,并可产生高铁血红蛋白血症。

### 2. 吸收作用

酸类误服后在消化道迅速吸收,进入血液后,与血液中贮备的碱结合。所产生的碳酸及酸性磷酸盐分别由呼吸道及肾排出。大量的酸进入血液中,使血液中的碱贮备耗竭发生代谢酸中毒,出现一系列有关症状。

### (二)判断标准

### 1. 病史

有误服、吸入或接触强酸史。

### 2. 临床表现

(1)口服中毒

◎ 局部损伤:口服强酸后,口腔黏膜糜烂,产生不同色泽痂皮;食管及胃黏膜严重腐蚀,剧烈灼痛,受损组织变脆;恶心、呕吐,呕吐物内含有血液和黏膜碎片,腹泻、口渴;由于喉水肿或痉挛,可致吞咽困难、窒息等,严重者导致胃、肠穿孔。经积极治疗而生存的患者,可遗留食管、胃部等处斑痕收缩,导致狭窄、粘连以及肠梗阻等。

◎ 全身症状:经口服大量强酸吸收入血,发生严重的酸中毒,出现意识丧失、呼吸困难、血压升高、惊厥;继而上述症状逐渐加深,血压下降,发生呼吸抑制,直至呼吸中枢麻痹而死亡。肝脏可发生坏死,肾功能损害可出现少尿、无尿,尿中有蛋白、管型等。误服草酸中毒可与血清游离钙结合,导致低血钙及手足抽搐。

 下篇:各种中毒的急救

（2）吸入中毒：吸入强酸雾，有呛咳，咳痰呈泡沫状或带有血性分泌物，并可发生喉痉挛、支气管痉挛、呼吸困难、发绀、窒息、肺炎及肺气肿等。吸入高浓度强酸类烟雾，呼吸中枢可因反射性抑制发生"电击样"猝死。

（3）皮肤接触：可呈三度烧伤样变，硫酸和硝酸所引起的皮肤损害，常较盐酸更为严重。

（4）长期在有酸雾的环境生活或工作产生的症状。

◎ 皮肤：有皮炎、湿疹样病变。

◎ 呼吸系统：有急、慢性支气管炎，反复咳嗽、咳痰。

◎ 消化系统：出现牙齿酸蚀症，初发时牙有褐色或棕褐色斑块，常发生于前列牙的牙唇面，自觉齿部敏感；至后期，痛感消失。此外，有味觉、嗅觉减退，食欲不振等。

### （三）急救与治疗

### 1. 现场救治

（1）口服强酸中毒者一般禁忌催吐及胃管洗胃，亦不能服用碳酸氢钠，以免胃肠道胀气导致穿孔。即刻口服1%氢氧化铝凝胶60毫升，7.5%氢氧化镁混悬液60毫升，以后内服润滑液如生蛋清60毫升或牛奶200毫升，再服植物油100～200毫升。立即补液，除葡萄糖盐水外，用乳酸钠500毫升（儿童视年龄、体重而定）纠正酸中毒。发生休克时静滴右旋糖酐40或输新鲜血以及其他抗休克综合治疗。铬酸中毒用硫代硫酸钠静滴，亦可作外用治疗皮肤黏膜溃疡。草酸中毒应用10%葡萄糖酸钙加入葡萄糖液中缓慢静注或静滴。

（2）酸雾吸入中毒者，可用2%～5%碳酸氢钠溶液雾化吸入。

（3）皮肤灼伤后立即用大量流动水冲洗，不少于15分钟。然后局部用中和剂，如2%碳酸氢钠、1%氨水或肥皂水交替冲洗，再以生理盐水洗净。

（4）眼部损伤，即用大量温水或温生理盐水冲洗眼部15分钟以上，滴入氯霉素眼药水,或用抗炎抗菌眼膏,并密切观察,视情况作相应处理。

(5)对症处理:①有剧痛时,阿尼利定(安痛定)25~50毫克或盐酸哌替啶50~100毫克肌注止痛。亦可用吗啡10毫克皮下注射。②因喉水肿发生呼吸困难者,可给予吸氧、人工呼吸或气管切开。

## 2. 送医院救治

方法同前。

## 二、强碱中毒

强碱主要包括氢氧化钠、氢氧化钾、氧化钠、氧化钾4种,其腐蚀作用最强。其他如碳酸钠、碳酸钾、氢氧化钙、氧化钙、氢氧化铵等腐蚀作用较弱。此类化合物多用于工业、制药、实验室检查试剂等,亦含于去污剂、清洁剂、擦亮剂、烫发剂中。

### (一)中毒原因

(1)误服此类药品。
(2)接触或溅洒此类碱液后致使皮肤、眼部等处灼伤和腐蚀。
(3)空气中含有极高浓度氢氧化铵雾经呼吸道吸入。

### (二)中毒机理

#### 1. 局部作用

强碱具有强烈的腐蚀性,易溶于水而放出热。它的固体或浓溶液与组织接触后,能迅速吸收组织中水分,溶解蛋白及胶原组织,与组织蛋白结合而形成冻胶样的碱性蛋白盐,并能皂化脂肪,使组织细胞脱水。局部肿胀明显,失液量多。故因碱烧伤患者总面积超过30%时若补液不足即可发生低容量性休克。

#### 2. 全身作用

吸收过量强碱,超过机体的调节功能时,可发生代谢性碱中毒。当强碱类进入体内,经血循环而分布全身时,亦可损害肝、肾等内脏器官。在体内除被中和解毒外,其余由肾排出。

**(三)判断标准**

**1. 病史**

有口服、吸入或接触本品史。

**2. 临床表现**

(1)口服中毒

◎ 局部症状:口腔、食管、胃有烧灼痛及坏死性溃疡形成,腹部绞痛,呕吐血性胃内容物,腹泻带血,声音嘶哑、语言障碍及吞咽困难、消化道穿孔。

◎ 全身症状:由于剧烈疼痛,大量渗液等可以引起休克。发生碱中毒后,轻者有恶心、呕吐和腹痛;中度可出现剧烈头痛、头晕、反复呕吐、手足抽搐等;重症则可发生休克、昏迷,甚至危及生命。中毒早期死亡是由于休克和出血及喉头水肿。随病情发展,中毒较重者常可并发吸入性肺炎、纵隔炎、胸膜炎、心包炎、声门水肿而发生窒息,偶有急性肾衰死亡。由于食管壁的病变可形成食管周围炎。

(2)吸入中毒:吸入高浓度氨气,少数因反射性声门痉挛而呼吸骤停。支气管损害严重,可咯出大量泡沫样痰及坏死组织,很快出现肺水肿,如不积极抢救,即可发生急性呼吸衰竭或休克、昏迷。

(3)眼部:强碱物质溅入眼内,可发生结膜炎、结膜水肿、结膜和角膜溃疡及坏死,严重者可致失明。

(4)皮肤:皮肤接触强碱后,可致严重的三度灼伤。

**(四)急救与治疗**

**1. 现场救治**

(1)对于内服中毒者,建议用食用醋、1‰醋酸或5%稀盐酸、柠檬汁等以中和。碳酸盐中毒时忌用,以免胃、肠胀气发生穿孔。

（2）给予口服橄榄油或其他植物油,禁忌催吐和洗胃。

（3）皮肤灼伤争取在现场立即用大量流动水冲洗,然后用弱酸（如1％醋酸等）中和。中和剂切忌在冲洗前应用,避免中和后产生的热量加重损伤。

（4）眼部被浓碱液污染时,迅速用大量清水冲洗,不可用酸性液体中和碱剂。应按灼伤处理。

## 2．送医院救治

方法同前。

# 蜂蜇伤怎么办

## 一、原因

（1）活动区域受到侵犯,居民无意识侵犯胡蜂活动区域时,会引发胡蜂攻击。

（2）夏秋季节天气燥热,蜂类活动频繁,进入秋季是马蜂繁殖的高峰期,加之天气干旱少雨,气温偏高,极易发生蜇人事件。

（3）胡蜂多活动于山区,对颜色鲜艳,人的汗味、酒味,带有甜味、香味或特殊气味的物品,对奔跑活动人或动物极其敏感。

（4）生态环境有了极大改善,植被茂盛,利于胡蜂生长繁殖。

（5）村民上山采摘植物果实干扰了蜂类,导致了蜂蜇伤人事件。

（6）蜂类的天敌少了。

## 二、表现

根据有蜂蜇史,局部疼痛及明显的肿胀症状,一般不难判断。

蜂蜇伤分为蜜蜂蜇伤（尾刺刺入皮内）,黑尾和金环胡蜂蜇伤（尾刺有几率被刺入皮内）,黄蜂和马蜂蜇伤（尾刺不进入皮内）。皮肤被刺伤后立即有灼痒和刺痛感,不久局部红肿,发生风团或水疱,被蜇伤处中央有一淤血点,数小时后自行消退,无全身症状。如多处被蜇伤,可产生大面积显著的水肿,有剧痛。如眼周围被蜇伤使眼睑高度水肿。口唇被蜇,口腔可出现明显的肿胀或伴发全身性风团。严重者除有局部症状外还出现不同程度的全身症状,如畏寒、发热、头晕、头痛、恶心、呕吐、心悸、烦躁或出现抽搐、肺水肿、虚脱、哮喘、昏迷或休克,常于数小时内死亡。因此,遇有蜂蜇伤出现全身症状者要及早进行治疗。

## 三、急救与治疗

(1)蜜蜂蜇伤可用弱碱性溶液(如 2%~3%碳酸氢钠、肥皂水、淡石灰水等)外敷,以中和酸性毒素。

(2)黄蜂蜇伤则需要弱酸性溶液(如醋、0.1%稀盐酸等)中和。

(3)蜇伤后要首先检查患处有无毒刺折断留在皮内,可用镊子拔出断刺,然后用吸奶器将毒汁吸出。在家也可以用小针挑拨或胶布粘贴法取出蜂刺,但不要挤压。蜜蜂蜇伤后毒刺易折断在皮内,其他蜂蜇伤一般不折断毒刺。

(4)局部外搽 10%氨水或虫咬皮炎药水,也可用 5%~10%碳酸氢钠溶液冷湿敷,可减轻疼痛,或用蛇药片开水化开调成稀糊状涂于皮损处。

(5)若疼痛明显,取 1%盐酸吐根碱水溶液 3mL,加 2%利多卡因在蜇伤近端或周围皮下注射,可很快止痛消肿。

(6)局部症状较重者可采用火罐拔毒和局部封闭疗法,并予以止痛剂或用抗组胺药。

(7)如出现全身反应或明显的皮肤红肿、水疱时,可口服抗组胺药及皮质固醇,也可服用蛇药片。

(8)出现全身症状(如心悸、虚脱、呼吸困难或有休克症状)的严重患者应去医院治疗。

(9)有全身症状者,根据病情予以不同处理。症状轻者对症治疗或输液,10%葡萄糖酸钙静脉注射,或口服蛇药;过敏反应者,应迅速用肾上腺皮质素、抗组胺药;发生血红蛋白尿者,应用碱性药物碱化尿液,并适当增加补液量以增大尿量,并可采用20%甘露醇等以利尿;如已少尿或无尿,则按急性肾衰竭处理,对休克者要积极抢救;对群峰蜇伤或伤口感染者,应加用抗菌药物。

(10)若蜇伤部位多,出现酱油色尿,并出现多器官损害,可行血液净化治疗。

## 四、预防

(1)养蜂人在取蜜时或去野外林区工作时要穿长袖衣衫,戴面罩及手套、披肩,以免蜂蜇伤。

(2)蜂在飞行时不要追捕,以防激怒而被蜇。教育儿童不要戏弄蜂巢,发现蜂巢要彻底捣毁,以消灭黄蜂及幼虫。

(3)在捣毁蜂巢时要加强个人防护。

(4)如果有人不慎误惹了蜂群(或误动了蜂巢),立即用随身衣物遮挡住身体裸露部分,原地蹲下或趴下静等蜂群走远方可离开。

# 蛇咬伤怎么办

全世界共有蛇类 2500 种,其中毒蛇约 650 余种,威胁着人类的安全。估计每年被毒蛇咬伤的人数在 30 万以上,死亡率约为 10%。我国的毒蛇约有 50 种,剧毒、危害巨大的有 10 种,如大眼镜蛇、金环蛇、眼镜蛇、五步蛇、银环蛇、蝰蛇、蝮蛇、竹叶青、烙铁头、海蛇等,咬伤后能导致人死亡。这些毒蛇夏秋屯在南方森林、山区、草地中,当人在割草、砍柴、采野果、拔菜、散步、军训时易被毒蛇咬伤。毒蛇的头多呈三角形,颈部较细,尾部短粗,色斑较艳,咬人时嘴张得很大,牙齿较长。毒蛇咬伤部常留两排深而粗的牙痕。我国毒蛇分布有地区性。例如：蛙蛇多在闽、粤、台诸省；眼镜蛇类也多在南方；五步蛇、竹叶青等多在长江流域和浙、闽。

## 一、蛇毒种类

蛇毒含有毒性蛋白质、多肽和酶类，按其对人体的作用可归纳为三类。

### 1. 神经毒

先使伤处发麻，并向近心侧蔓延而引起头晕、视物模糊、眼睑下垂、语言不清、肢体软瘫、吞咽和呼吸困难等；最后可导致呼吸循环衰竭。

### 2. 血循毒

可使伤处肿痛，并向近心侧蔓延，邻近淋巴结也有肿痛；并引起恶寒、发热、心律失常、烦躁不安或谵妄，还有皮肤紫斑、血尿和尿少、黄染等；最后可导致心、肾、脑等的衰竭。

### 3. 混合毒

兼有神经毒和血循毒的作用，例如眼镜蛇和蝮蛇的混合毒，对神经和血液循环的作用各有偏重。

## 二、毒蛇咬伤的急救

（1）在现场立即用条带绑紧咬伤处近侧肢体，如足部咬伤者在踝部和小腿绑扎两道，松紧以阻止静脉血和淋巴回流为度。将伤处浸入凉水中。逆行推挤使部分毒液排出。也可吸伤口（吸者无口腔病变），随吸随漱口。或用刮胡刀或刀片切伤口用流水清洗，但胸腹部禁忌切开，在运送途中，仍用凉水湿敷伤口。绑扎应每20分钟松开2～3分钟，以免肢端淤血时间过长。

（2）到达医院后，先用0.05%高锰酸钾液或3%过氧化氢冲洗伤口；

拔出残留的毒蛇牙；伤口较深者切开真皮层少许，或在肿胀处以三棱针平刺皮肤层，接着用拔罐法或吸乳器抽吸，促使部分毒液排出；胰蛋白酶有直接解蛇毒作用，可取 2000～6000U 加于 0.05％普鲁卡因或注射用水 10～20 毫升，封闭伤口外周或近侧，需要时隔 12～24 小时可重复。

（3）蛇药是治疗毒蛇咬伤有效的中成药，有南通蛇药，上海蛇药、广州蛇药等。可以口服或敷贴局部，有注射剂者，用法见说明书。此外还有一部分新鲜草药也对毒蛇咬伤有疗效，如七叶一枝花、八角莲，半边莲、田基黄、白花蛇舌草等。

（4）抗蛇毒血清有单价的和多价的两种。单价抗毒血清对已知的蛇类咬伤有较好的效果，用前须作过敏试验，结果阳性应用脱敏注射法。

（5）防治合并感染可用抗菌药。

（6）对各种器官功能不全或休克，必须采取相应的治疗措施。此外，治疗过程中禁用中枢神经抑制剂、肌松弛剂、肾上腺素和抗凝剂。

将肢体伤口的近心端用止血带扎紧，用刮胡刀或刀片切开伤口用流水清洗，消毒。

扎好止血带，直接用口吸出伤口的毒素，一吸一吐，至少吸毒 10 次，但抢救者口腔内不能有伤口，否则毒素会渗入血中，完成口腔吸毒后要反复漱口。

123

## 被蚂蟥叮咬怎么办

一旦发现被蚂蟥叮咬住，可按如下方法处理。

（1）千万不要硬性将蚂蟥拔掉，因为越拉蚂蟥的吸盘吸得越紧，这样，一旦蚂蟥被拉断，其吸盘就会留在伤口内，容易引起感染、溃烂。

（2）可以在蚂蟥叮咬部位的上方轻轻拍打，使蚂蟥松开吸盘而掉落。也可以用烟油、食盐、浓醋、酒精、辣椒粉、石灰等滴撒在虫体上，使其放松吸盘而自行脱落。

 下篇：各种中毒的急救

（3）蚂蟥掉落后，若伤口流血不止，可先用干净纱布压迫伤口1～2分钟，血止后再用5％碳酸氢钠溶液洗净伤口，涂上碘酊或甲紫液，用消毒纱布包扎。若再出血，可往伤口上撒一些云南白药或止血粉。

（4）蚂蟥掉落后，若伤口没出血，可用力将伤口内的污血挤出，用小苏打水或清水冲洗干净，再涂以碘酊或酒精进行消毒。

（5）若蚂蟥钻入鼻腔，可用蜂蜜滴鼻使之脱落。若不脱落，可取一盆清水，伤员屏气，将鼻孔侵入水中，不断搅动盆中之水、蚂蟥可被诱出。

（6）若蚂蟥侵入肛门、阴道、尿道等处、要仔细检查蚂蟥附着的部位，然后向虫体上滴食醋、蜂蜜、麻醉剂（如1％丁卡因、2％利多卡因）。待虫体回缩后，再用镊子取出。

## 老鼠咬伤怎么办

老鼠咬人的事不多见，一般被咬的都是年龄很小的婴儿，因为老鼠对婴儿身上的奶味很敏感。如果熟睡中的婴儿突然啼哭，家长要仔细检查是不是被老鼠咬伤。被老鼠咬伤的伤口很小，很容易被忽略，所以检查的时候要很细心。老鼠是多种疾病的传染者，孩子一旦被老鼠咬伤，必须及时妥善处理。先用清水冲洗伤口，把伤口内的污血挤出来，用过氧化氢液消毒。然后把鲜薄荷洗干净，捣烂涂在伤口上，能止痛、止痒、消肿，并要尽快送到医院诊治。

## 蜈蚣咬伤怎么办

蜈蚣有一对很尖的牙，毒液就随着尖牙注入被咬者体内。被小蜈蚣咬伤，只会产生局部红肿和疼痛。如果被热带型大蜈蚣咬伤，会引起局部坏死、发热、淋巴管发炎、头晕、头痛、恶心、呕吐等全身症状。被蜈蚣咬伤后，马上用3％氨水、5％碳酸氢钠溶液或肥皂水洗净伤口，或者选择鲜蒲公英、鲜扁豆叶、芋头、鱼腥草中任意一种50～100克捣烂敷在伤口上。或者把南通蛇药涂在伤口周围，千万不要直接涂在伤口上。也可以局部冷敷。有过敏症状的，要服用抗组胺类药物，如氯苯那敏、苯海拉明等。剧痛或全身症状较重的要尽快送到医院救治。

## 蜘蛛咬伤怎么办

人们一般以为蜘蛛不会咬人，事实上一些有毒的蜘蛛不但咬人，它们具有的剧毒甚至会使人死亡。被蜘蛛咬过一般有剧痛、伤口红肿、大汗淋漓、恶心、全身刺痛等症状。

蜘蛛咬伤后的急救：

（1）让被咬者躺下，采取一些措施，使被咬者保持安静和温暖。

（2）不要触动和刺激伤口，尽可能使伤口低于心脏，降低毒液循环的速度。

（3）用流动的清水和碱性肥皂清洗伤口。

（4）同伴可以用嘴吸吮被咬者的伤口，把有毒的血液吸出来吐掉。如果施救者口腔发炎或是有伤口，就不能用这个方法，以免施救者自己中毒。

（5）用备用纱布或者其他布条在伤口上部5～8厘米的位置打结扎起来，必须紧贴皮肤，但要有一定程度的宽松，纱布下能伸进一个指头就可以了。

（6）制作一个简易冰袋，对伤口进行冷敷，以缓解疼痛，切记不能把冰块直接敷在皮肤。

（7）在医疗救护来之前，要仔细观察被咬者是否出现休克或呼吸困难，随时准备采取相应的救助措施。

## 蠓叮咬怎么办

蠓俗称"海狗子"，具有较强的刺叮皮肤能力，人、畜都叮。它不但叮咬吸血,引起局部痒痛,还会传播多种疾病,以传播病毒性疾病为主。刚被叮咬后出现的皮肤红斑,可以用止痒涂剂或复方止痒水涂;如果皮肤出现大片红肿,可以将新鲜的马齿苋捣烂外敷,每天 2～4 次,或者内服氯苯那敏、苯海拉明等抗过敏药物;局部出现溃烂等继发感染或伴有发热的,要及时服用红霉素,局部溃烂的地方涂抹红霉素软膏。

## 蝎子蜇伤怎么办

被蝎子蜇伤的症状有伤口灼痛、恶心、麻木、耳鸣、发烧、胃痛性痉挛、惊厥,甚至休克、暂时失语,有时甚至会致命。在救援人员到来前,可以先进行以下急救。

（1）让被蜇伤的人躺下,尽可能使伤口低于心脏,减慢毒液的循环速度。

（2）用清水和碱性肥皂清洗伤口。

（3）用纱布或布条在伤口上方 5～10 厘米的地方扎起来,不要过紧,布条下边要能放进一个手指。

（4）如果被蜇的地方开始肿胀,肿胀部位已经接近捆扎的布条,就在第一次扎布条部位上方 5～10 厘米的地方另扎一个布条,并解下第一次扎的布条。

（5）不管毒液造成什么损害,3 分钟后都要取下所扎的布条。

（6）把冰块包在毛巾里进行冷敷,以减轻疼痛。

（7）在医疗救护到来之前,仔细观察伤者是否出现休克或呼吸困难,随时准备采取相应的救助措施。

## 毛毛虫蜇伤怎么办

毛毛虫泛指昆虫纲鳞翅目蛾蝶类中各种毒蛾的幼虫,毒蛾的幼虫身上长满了针状的毒毛,毒毛的空腔里充满了毒液。毒毛碰到人的皮肤就会折断,把毒液注入人体,引发中毒和毛虫皮疹。毛虫皮疹的症状一般是局部灼痛、痒痛,并出现红、白丘疹,甚至出现红肿,严重的还伴有恶心、发烧,甚至导致瘫痪,症状能持续好几天。有时幼虫的毒毛随风飘散,被人吸进气管里,会引起呼吸道发炎、咽喉疼痛、咳嗽。毒毛进入眼睛,会引起结膜充血。受到毛毛虫的侵害后,切记不能抓挠或乱摸。先小心地把毛毛虫从身上弄开,不要直接用手去抓。再在放大镜下把毒毛拔掉,或用医用胶布反复把毒毛粘掉,没有医用胶布也可以用透明胶带代替。然后用碘酊涂抹伤口。在野外可以就地采些野菊花、蒲公英等清热解毒的草药捣烂外敷。如果有全身症状或发生严重皮疹,就内服氯苯那敏或苯海拉明等抗过敏药物,并及时到医院治疗。

## 蚂蚁咬伤怎么办

**一、蚂蚁咬伤的处理原则**

蚂蚁对温度的反应敏感,多半在炎热天气活动。它们喜欢的食品如蛋糕、蜂蜜、麦芽糖、红糖、鸡蛋、水果核、肉皮、死昆虫等。被蚂蚁咬了一般都是有毒的,只是毒性轻重不一样。如果你被身边普通的蚂蚁咬了,起个小包是没什么大的伤害的。擦一点碘酒,或普通白酒就没事了。如果是被热带地区蚂蚁或森林中的蚂蚁咬了,并有剧痛感,就要引起重视,在进行简易消毒处理的同时,要及时呼叫当地120急救中心,进行急救。

**二、毒蚂蚁咬伤的处理**

(1)毒蚂蚁唾液为酸性,可外涂肥皂水或清水冲洗叮咬部位。或用3％～10％的氨水、5％～10％碳酸氢钠溶液。

(2)叮咬局部可用冰敷,减少血液及淋巴扩散,减轻肿胀和疼痛感。

 下篇：各种中毒的急救

（3）保持皮肤清洁，切勿搔痒，以免脓包破溃，造成伤口的继发感染。使用皮质类固醇类激素软膏涂抹患处。

（4）如有全身反应者，可进行抗过敏、抗休克等治疗。可肌注异丙嗪25毫克口服抗敏药，瘙痒局部可外用强效皮质类固醇类激素软膏，3～5天应能缓解。

毒蚂蚁唾液为酸性，可外涂肥皂水或 3％～10％的氨水、5％～10％碳酸氢钠溶液。

（5）轻微的不适，涂抹一点花露水、风油精、清凉油都可以。

（6）局部红肿、疼痛，应给以局部注射 2％普鲁卡因；全身加用抗生素以防继而发感染，发黑的话请及时送往医院。

（7）全身症状明显者，建议去医院做进一步治疗。

## 三、预防

（1）消灭家里的蚂蚁，要先清除卫生死角，保持干燥，在蚂蚁出没处熏蒸硫黄，泼洒硫黄粉末，或用稀释的"84"液喷洒，杀虫剂、蚊香也是非常有效的。最主要的是保持卫生。

（2）尽可能找出蚂蚁来源，一般蚂蚁不会到家中，很有可能是家中有吸引蚂蚁的东西，如暴露在外面的肉块、腐烂的实物等。

（3）蚂蚁对温度的反应敏感，多半在炎热天气活动。它们喜欢香甜的食品，如蛋糕、蜂蜜、麦芽糖、红糖、鸡蛋等。它们能辨别道路，行动极为匆忙，如果个别工蚁死亡，尸体会被运回蚁穴。但它们不耐饥饿，在没有食物和水的情况下，经过 4 昼夜就会有一半死亡。

（4）家居蚂蚁可先用开水浸淹，然后用洗衣粉投放到沟阻隔等方法防治。也可用杀灭蟑螂、蚁虫的喷射剂，这些药品均对小红蚂蚁有杀灭功效。不过小红蚂蚁是一种半社会性昆虫，一般的喷射药剂只能杀死群体中的工蚁。一只蚁后每秒钟能生 600 只小蚂蚁，因此灭蚁采取全楼集体行动较为理想。最好的办法是选择一种适应性好、对蚂蚁没有趋避作用的药剂毒饵,工蚁将毒饵搬回后,能够使巢内蚁王、蚁后及幼虫中毒身亡,达到全巢覆灭。

(5)利用蚂蚁特点消灭之:蚂蚁多在厨房有油物食品处,可利用这一特点将其消灭,晚上睡觉前先将所有食物移至蚂蚁去不到的地方,再将一片肥猪肉膘放在地上,并准备好一暖瓶开水。第二天早上,蚂蚁聚集在肥肉膘上吃得正香,不要惊散蚂蚁,立即用开水烫死。这样几次即可消灭干净。

 下篇:各种中毒的急救

# 附录  农村农药中毒卫生管理办法(试行)

(1988 年 8 月 25 日)

## 第一章  总则

第一条  为了贯彻国家有关安全使用农药的规定,加强农村农药中毒的防治工作,保护农民身体健康,促进农业生产发展,特制定本办法。

第二条  本办法所指的农药中毒主要是指农业生产过程中使用农药人员所发生的生产性农药中毒。对非生产性农药中毒也应掌握情况,做好抢救治疗工作。

第三条  本办法由各级卫生行政部门组织实施。各级卫生防疫、职业病防治、医疗和卫生宣教等单位均应执行本办法。其任务是掌握基本情况,开展卫生监督监测,进行卫生防护措施评价,宣传防治知识,培训专业人员,以及中毒患者的诊疗、报告和有关科学研究等。各单位应建立健全责任制,将本办法的贯彻实施情况纳入考核内容。乡村医生和卫生员应把防治农药中毒作为一项重要工作内容。

第四条  各级卫生部门要密切配合农业、供销、工商、公安等部门共同搞好农药管理和安全使用工作。

## 第二章  卫生监督

第五条  各级卫生防疫、职业病防治单位应当贯彻执行农药管理的有关政策和制度,负责农村农药中毒防治的卫生监督工作;乡镇卫生院(所)应积极参加卫生监督工作。

第六条  省、地市级卫生防疫、职业病防治单位全面负责所辖地区农药中毒的防治管理工作,重点进行农药毒性、中毒原因、防毒方法、监测方法的研究,以及防毒措施的卫生评价;指导和协助下级单位开展预防农药中毒的卫生监督工作,向有关部门推荐行之有效的防治措施和经验。

第七条  县级卫生防疫、职业病防治单位应掌握本地区农药中毒的基本情况,并对中毒较多的乡镇进行调查,分析中毒原因,提出预防办法,向有关乡镇政府发出《农药中毒通知书》(附件3)。

应根据当地用药特点,重点进行施药人员的污染机会、部位、原因、中毒途径、人体污染量及生物指标的调查和监测,及时作出预测预报。

第八条 乡镇卫生院(所)应积极参加预防农药中毒的经常性卫生监督工作,及时了解安全用药情况,督导施药人员积极采取措施,防止中毒事故的发生。

## 第三章 宣传教育

第九条 各级卫生宣教、卫生防疫、职业病防治单位应积极配合当地农业、供销部门对植保、供销以及施药人员进行培训;宣传农药的毒性、对人畜的危害和防毒方法等安全用药知识。

第十条 省级卫生宣教、卫生防疫、职业病防治单位负责全省农药防毒宣传工作,组织宣传活动,培训宣传人员,提供宣传资料,推广先进经验。

第十一条 地、市、县级卫生宣、卫生防疫、职业病防治单位负责组织、检查、指导农药防毒宣传工作,进行宣传效果的考核,编制适合本地特点的宣传材料,组织社会力量开展宣传。

第十二条 乡镇卫生院(所)要充分利用各种形式,广泛宣传农药防毒知识:要组织和指导乡村医生将宣传教育工作做到田间地头,将防毒常识普及到广大群众。

第十三条 各医院也应向群众宣传农药防毒知识,特别应对农药中毒就诊人员及其家属进行预防农药中毒及农药污染物品消毒处理知识的宣传。

## 第四章 急救治疗

第十四条 各级医疗、职业病防治单位应了解本地区所用农药的品种、毒性,掌握中毒的急救治疗方法,储备必要的治疗药物和器械,随时做好农药中毒患者的急救治疗工作。

 附录:农村农药中毒卫生管理办法(试行)

第十五条　在使用农药期间,医疗、职业病防治单位应成立农药中毒急救治疗组织,健全会诊制度,及时治疗中毒患者,努力降低病死率。

第十六条　各级卫生行政部门应举办培训班,组织卫生医院从事农药中毒防治工作的人员学习农药中毒的预防、诊断、急救治疗等专业知识,不断提高技术水平。

### 第五章　报告制度

第十七条　农药中毒患者的首诊医生为农药中毒的法定报告人。报告人必须填写《农药中毒报告卡》(附件1),送交患者所在乡镇卫生院(所);乡镇卫生院(所)按旬将报告卡送交县(区)卫生防疫站;县(区)卫生防疫站按月(于次月五日前):报地、市和省卫生防疫站或职业病防治院(所);省卫生防疫站或职业病防治院(所)按季(于次季20日前):报中国预防医学科学院,中国预防医学科学院应在每季度后30日内汇总,上报卫生部。

各级卫生防疫、职业病防治单位应对农药中毒情况进行分析,及时向有关部门通报情况。

第十八条　1村1日内发生生产性农药中毒5人以上或有死亡者,当地卫生医院应立即用电话报县(区)卫生防疫站,后者应立即派人进行调查,提出防治措施,并向当地政府报告。

第十九条　各级卫生防疫、职业病防治单位应掌握本地区使用农药的品种、数量、毒性、施药人数、中毒人数和死亡人数等基本情况。县卫生防疫站于次年元月十日前填写年报表(附件2),报地市和省卫生防疫站或职业病防治院(所),省卫生防疫站或职业病防治院(所)于次年2月底前报中国预防医学科学院。中国预防医学科学院应及时汇总,并于次年1季度内将全年情况报卫生部。

### 第六章　奖惩

第二十条　对认真贯彻执行本办法,工作成绩显著的单位或个人,应给予表扬奖励;对不执行或执行不好的单位或个人,应给予批评处罚。

## 第七章　附则

第二十一条　本办法自 1989 年起试行。

第二十二条　本办法由卫生部解释。

 附录：农村农药中毒卫生管理办法（试行）

附件 1：

## 农药中毒报告卡

编号 _____

姓名 _____ 性别 ____ 年龄 ____ 中毒农药名称 _____

住址 _____ 乡（镇）_____ 村 _____ 中毒途径 _____

生产性中毒 _____ 非生产性中毒 _____ 中毒原因 _____

施药作物 _____ 中毒程度：轻 ____ 中 ____ 重 ____

施药日期 _____ 年 ___ 月 ___ 日 ___ 时 ___ 转归：痊愈 ____ 死亡 ____

发病日期 ____ 月 ____ 日 ____ 时 报告单位 _____

入院日期 _____ 出院日期 _____ 报告人 _____

病历号 _____ 报告日期 ____ 年 ____ 月 ____ 日

134

（正面，规格 15×10 厘米）

填写说明

1. 生产性中毒，非生产性中毒，中毒程度，转归等用"√"表示，其他用文字填写。

2. 中毒途径指经皮肤、经口、经呼吸道等中毒；中毒原因指个人防护、组织安排不当等，有两项以上时填写一个最主要的或可能性最大的途径或原因。

3. 本卡由首诊医生填报。（背面）

**附件2：**

<u>　　　　　　　</u> 农药中毒 <u>　　　　　　　</u> 报表

| 农药名称 | 生产性中毒 | | | | | 非生产性中毒 | | | 药乡数 | 无中毒乡数 | 无中毒乡 |
|---|---|---|---|---|---|---|---|---|---|---|---|
| | 施药人类 | 中毒人数 | 中毒率% | 死亡人数 | 死亡率% | 中毒人数 | 死亡人数 | 中毒率% | | | |
| | | | | | | | | | | | |

填报人 <u>　　　　　</u> 审核人 <u>　　　　　</u> 报告单位 <u>　　　　　</u> 报告

日期 <u>　　　　　　</u>

 附录：农村农药中毒卫生管理办法（试行）

附件 3(供参考)：

## 农药中毒通知书

编号 _____

_____ 乡(镇)政府：

你乡(镇) _____ 村 _____ 人于 _____ 月 _____ 日在为 _____ 作物施用 _____ 农药时发生中毒。

经调查,中毒原因为 _____

_____

_____

_____

_____

建议采取以下措施以防止类似中毒发生： _____

_____

_____

_____

_____

_____

_____

调查人 _____

调查单位 _____

年　　月　　日

注:本通知书一式三份,送乡镇政府、上级主管部门各 1 份。存档 1 份。

**附件 4(供参考)：**

# 农药中毒防护措施卫生学评价方法

一、评价目的：

了解农村农药中毒防护措施效果,为制定、改进和推广防护措施提供依据。

二、评价内容：

包括预防农药中毒的安全技术措施,卫生保健措施,组织管理措施以及防毒知识宣传、培训效果的卫生学评价。

三、评价指标：

以农药中毒率、人体体表农药污染量、全血胆碱酯酶活力等为评价的依据。

四、评价方法：

1. 前后比较,在同 1 批用药人员中比较采用某种防护措施前后的指标变化。

2. 两地比较,选择两个用药单位,其中 1 个采取某种防护措施,另 1 个作对照进行比较。

3. 两组比较,选择一定数量的用药人员随机分为两组或配对分组,实验组采取某种防护措施,另一组作对照进行比较。

4. 两年比较,在 1 个县或区或乡采取某种新的防护措施后的中毒率与上 1 年比较。

五、说明：

1. 所评价的防护措施可以是单项或综合的。

2. 两地、两组、两年比较时,其条件应具有可比性。

3. 以全血胆碱酯酶活力、人体体表农药污染量为指标时,可采取随机抽样方法。

# 参考文献

［1］王志红. 危重症护理学［M］. 北京：人民卫生出版社，2003.

［2］于开今，侯世科. 地震灾害医疗救援实用手册［M］. 北京：人民军医出版社，2009.

［3］蔚百彦. 实用院前急救学［M］. 西安：西安交通大学出版社，2011.